知的生きかた文庫

# 親を寝たきり・要介護にしないたった6つのこと

JN102365

三笠書房

はじめに

# 介護期間ゼロは、夢ではない。親も、あなたもハッピーに

現在、介護保険事業の認定者数は650万人を超え、65歳以上では18%近くが介護の認定を受けています（※1）。

**そして、日本人の平均的な「介護が必要な年数」は、男性が約9年、女性は約13年**（※2）。

誰だって介護してほしいとは思っていません。それは、あなたの親も同じはずです。できれば介護なしで、自分の力だけで生きて、一生を終えられればいいなと思っていますが、現実には、このような数字をつきつけられています。

だけど、何をどう準備していいのか、わからない。そこで、メディアの影響などもあってか、お金を貯めなきゃ、お金さえあれば安泰だ、などと思ってし

まう。

**けれども、一番大切なのはお金ではありません。**

お金がいくらあっても、目が不自由になれば、歩けなくなれば、認知症になれば……、どうしても介護が必要になります。

**つまり、介護を不要にすること、そして、少しでも介護の期間を短くする努力のほうが、ずっと大切なのです。**

**ちょっと想像してみてください。親の要介護になる時期を、10年間、遅らせるとしたら……人生はどう変わるでしょう?**

たとえば、介護が13年間必要な女性なら、その始まりが10年先に延びるとすれば、介護期間は、なんと3年間だけですむことになります。3年間だけなら、そんなに多くはない蓄えでも、なんとかやっていけるでしょう。

**9年間の介護が必要な男性なら、介護期間はゼロになることもあり得ます。**

健康寿命が延びて、自由に動ける時間が増えれば、親はその分、人生をエンジョイできます。もちろん、子であるあなたや、あなたの家族の負担も少なくてすみます。介護にかかるはずだった費用や時間、労力などを、自分や自分の家族のために使うこともできます。

なぜこんな話をするかというと、実の親とはいえ、長期間の介護をするとなると大変だからです。自分の生活を犠牲にし、肉体的、金銭的に追いつめられて疲れきり、あろうことか、親に殺意を抱いてしまう人さえいるのが現実です。仲のよかった家族がいがみ合うようになる、親族で介護を押しつけ合うようになる姿は、見ていてとても悲しくなります。

**ですから、この本で親の介護が始まる時期を10年先に延ばすためには、何をすればいいのかをお話しします。**

本書の知識があれば、親が寝たきりになる事態を回避することも、その期間をうんと短くすることも可能なのです。

## あきらめないで！　簡単ケアで要介護状態は防げます

親の介護の始まる時期を遅らせることは、決して難しいことではありません。

**これまで、ほとんど知られていませんでしたが、実は、元気なうちから簡単なケアをしておくだけで〝要介護を何年分も先送りすることが可能〟なのです。**

それは「虫歯にならないよう、毎日、歯を磨く」のと同じようなことです。

毎日ろくに歯も磨かずにいれば、どんどん虫歯が増えていき、60歳を迎えるころには、歯を抜いたり削ったりして、入れ歯のお世話になる必要が出てくるでしょう。

でも、毎日きちんとケアしていれば、80歳でも、自分の歯をすべて残すことは可能です。同様に、寝たきりも、早いうちから簡単なケアをしておくことで、十分に防げるのです。

私の患者さんには、100歳を超えてもいきいきしている人が多くいます。

そういう人と、そうでない人の違いは何か？　それは、要介護状態になる前から、ちょっとしたケアをしていたかどうか、だけなのです。

大丈夫、きっと間に合います。本書のケアを実践すれば、あなたの親はもちろん、あなた自身の老化も、グッと遅らせることができるのです。

## マイナス約7歳！　若々しさと健康を保って得をする

たとえば「聴力低下」。

**年を取ったら耳が遠くなるのは仕方がない、などと勝手に判断して放置してしまうと、認知症になりやすいことがわかっています。**

なんと通常よりも6・8歳分、約7年分も年を取ったのと同じくらい早く、認知機能が下がってしまうのです。

耳の聞こえが悪いのを放置しておくことは、日常生活の不自由さのほかに、何が問題なのでしょうか？

人間は、安全に生きていくために、耳からさまざまな音の情報を取り入れ、判断を繰り返しながら行動しています。たとえば、歩いている後ろから車が走ってくる音がすれば、道の端によけますし、外出中に遠くで雷の音がすれば、早めに帰宅しようか、などと考えるでしょう。

ところが、耳が遠くなれば、音の情報がないため、脳がこうした判断をする機会が減ってしまいます。

**足腰を使わずにいると筋肉が衰えて歩行が困難になってしまうように、耳から入る情報が減れば、脳の認知機能が衰えて、判断力が落ちてしまいます。**そしてこの状態が進行すれば、食事をして服を着るといった身の回りのことができなくなっていき、やがて認知症になってしまいます。

**そこで、親に補聴器をつけてもらえば、それだけで〝6・8年分〟も、認知症による要介護状態になる時期を遅らせるのです。**

今まで多くの人が、意識もケアもしないまま、体が不自由になれば即、「寝たきり」や「要介護」のレッテルを貼ってすませていました。

でも、ほんのちょっとしたケアで、未来は大きく変わるのです。

親の健康寿命をできるだけ長くして、介護期間を短くするためにできることは何か？

とくに皆さんが心配されるのは、**「目、耳、鼻、口のこと」「足腰のこと」「認知症」「事故や詐欺などに遭うこと」「がんなどの大病」「もしものときの救命処置」**でしょう。

本書は、**この６つのこと**について、日々、多くの高齢者と接する眼科医としての私の経験と知識から、日常で使えるコツや知っておくべき情報を導き出したものです。「おわりに」に示した方法なども使って、ぜひ本書を活用していただけたら幸いです。

平松　類

※１　厚生労働省「介護保険事業状況報告（暫定）」平成31年１月分より。

※２　平均寿命は、男性が約81・２歳、女性が約87・３歳（平成30年、厚生労働省調べ）。これに対して、介護される必要がなく日常生活で支障なく生活できる期間を「健康寿命」といい、こちらは男性が72・１歳で、女性が74・８歳です（平成28年、厚生労働省調べ）。平均寿命から健康寿命を引くと、この介護が必要な平均年数が導かれます。

# シーン別・するといいことの流れ

## 親の「体が弱ってきた」なら……

- 医者に行っても足腰が痛むならペインクリニックを受診してもらう　P86-93
- 要支援の介護認定を受ける　P60
- 杖や歩行車を検討する　P72-75
- 骨密度を検査する　P76-79
- 「身体障害者認定」を受ける　P57

## 親に「認知症」の傾向が出てきたら……

- 親の昔話を何度でも聞く　P98-100
- 認知症の検査を受けてもらう　P114-118
- 親の好きなものごとについて聞いておく　P101
- 自分の名前を頻繁に呼んでもらうようにする　P119

## 「入院」することになったら……

- 正式な病名などをきちんと確認する　P206-209
- 他の病院でセカンドオピニオンを聞く　P94
- ペットの預け先を用意しておく　P170

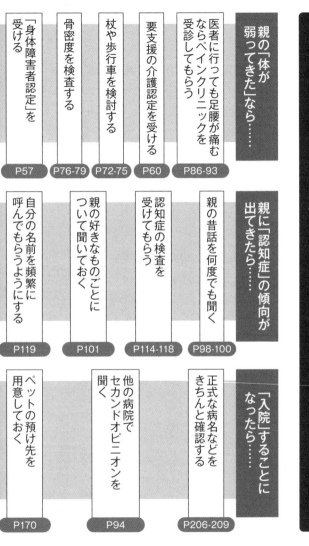

セカンドオピニオンの希望があれば、親の代わりに医師に伝えてあげる
P94

道路は、きちんと横断歩道を渡るようにしてもらう
P145

常用薬を余分に持ってもらう
P226

脳梗塞の前兆と対処法を知っておく
P212

のどに、ものをつまらせた際の対処法を知る
P222-225

AEDの使い方や心臓マッサージを覚える
P216

「成年後見人制度」や「家族信託」を利用する
P124

通院に便利な病院を探す
P128

認知症中期になったら同居を試す
P131

認知症患者との付き合い方を家族が学ぶ
P133-137

徘徊に備えてGPSを活用する
P138

親の入院保証人になる
P230

手術のメリット・デメリットについて知る
P232

告知を受けたあとも明るく元気に接する
P234-239

リビングウィルを確認する
P240

# 親が70歳になったら、するといいことリスト

## あなたがするといいこと

- □親の目と、眼鏡をチェックする P44
- □ルーペやタブレットを親にすすめる P47
- □親の聴覚のチェックをする P35
- □親には低い声で ゆっくりと話しかける P33
- □親に何かを選んでもらうときは 選択肢を3つ以内にしぼる P111
- □補聴器は、1～2カ月かけて 調整するものだと親に知らせる P35
- □賞味期限切れの食品がないか 親の冷蔵庫をチェックする P50
- □親の嗅覚をチェックし、 香りについての話題を増やす P52

---

- □親に旅行をプレゼントする P109-113
- □実家の掃除をしてあげる P166
- □健康診断に加えるメニューを提案する P191-196
- □実家のリフォームの相談にのる P149
- □温度計、湿度計をあげて親にエアコンの 使い方をアドバイスする P155-159
- □ペットボトルで親の握力をチェックする P66
- □親と定期的なやりとりを開始する P160-165
- □親のネットショッピングを代行してあげる P152
- □親と一緒に写真を撮り、贈る P172
- □親の年賀状の作成を手伝う P177

□親の冗談に笑顔で付き合う P186
□親と出かけたら1時間半に1回トイレタイムを設ける P62

□お墓への希望や宗派を親に確認する P179-184
□ご先祖のお墓参りをする姿を親に見せる P179

## 親にしてもらうといいこと

□積極的に新しい経験をする P104
□老眼鏡をつくる P27-30
□白内障、緑内障の検査をする P38-43
□加齢性難聴なら補聴器をつける P33-37
□嗅覚の衰え予防に亜鉛を摂る P52
□喫煙を控える P52
□歯の定期検診を受ける P54
□肝炎ウィルスとピロリ菌検査をする P195
□筋トレを習慣にする P66-71

□足に合った靴を履き、巻き爪は治療する P80
□昔のアルバムなどを整理する P100-103
□地域の講演会や催しなどに参加する P107
□車の免許の返納を検討する P142
□振りこめ詐欺に注意する P146
□肺炎球菌ワクチンを接種する P146
□毎日、血圧や体重をチェックする P197-203
□健康診断や血液検査を受ける P191
□背や足腰が痛むなら即、病院を受診する P86

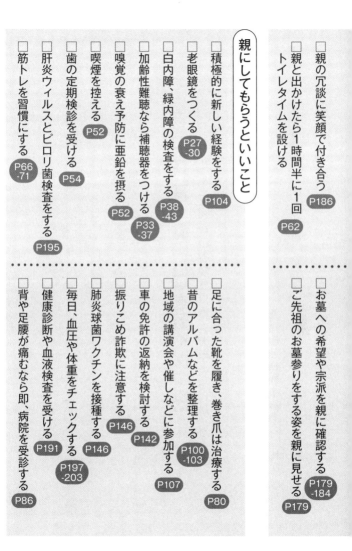

Contents

# 第2章

# 100歳まで「スタスタ歩ける足腰」をつくる

## ――背中や下半身の痛み・悩みに

# 第3章

# 「認知症」だって食い止められる！

## ――進行を遅らせ、グッと落ち着かせることは可能

# 第4章

# 親を「事故、詐欺、孤独感」から守る

## ――離れていても、安心はプレゼントできる！

# 第5章

# 「がん、肺炎、脳梗塞」など大病を遠ざける

## ――この予兆に気づくことが大切

# 第6章 親が倒れたら!? もしものときの「救急救命」

## ——心臓マッサージ、AED、入院、手術……

編集協力　おかのきんや
中川賀央
イラスト　KAZMOIS

# 第1章

# 「目、耳、鼻、口」を若く保つコツ

## ——五感が達者なら、食も人生も楽しめる!

## やることはシンプル。最重要は、早めの対応！

**介護の始まる時期を10年遅らせるために重要なこと、それは「プレ介護」の状態で、親の老化進行を食い止めるということです。**

「プレ介護」とは、本格的な介護が必要になる手前という意味です。「年齢や病気により、日常生活を送るのに多少の不自由を感じてはいるけれど、介護支援を受けるほどではない状態」のことです。

多少の不自由さはあっても、介護が必要になる手前の状態で、施設にお世話になることもなく人生を全うできるなら、親にとっても、子にとっても幸せなことでしょう。そして親を「プレ介護」にとどめておくために、子であるあなたが、何か難しいことをする必要はありません。簡単なアドバイスや、サポートをするだけで十分なのです。

**◆老いの進行は「プレ介護」段階で食い止めよう。**

## みんなよく知る症状なのに、認知症と誤解するから老化が進む

久しぶりに実家に帰省した娘さんが、母親とスーパーに行ったときのこと。

**母**「あ、そうだ。牛乳を買わなきゃ」

母は値札をジーッと見て、一番高い牛乳をレジに持っていきました。

**レジ係**「400円です」

**母**「400円？　え、そんなにするの？」

**レジ係**「はい。そうですね、こちらに表示してありますね」

母は「あら、そう……」と、お金を払い、店を出たところでぼやきました。

**母**「200円って書いてあったのに、400円なんてひどいわね」

**娘**（ん？　値札に400円ってあったのを見ていたよね。もしかして認知症？　でも久しぶりだからわからないな。また次に来たときに、もっと進んでいたりして。認知症って母だけじゃ生活できないよね？）

娘さんはいきなり不安でいっぱいになっていますが、いやいや、ちょっと待ってください。**値段を間違えたくらいで即、認知症と決めつけるのは早計です。**

お母さんは、最近、予想外に値段の高いものなどを買ってしまうことがあるようです。でもそれは認知症のせいではなくて、単に、値札がよく見えていなかっただけではありませんか？ 手元の小さな文字を認識しづらくなっているのでは？ 年齢を重ねると、近くのものが見えにくくなる症状をなんというかご存じですよね？ そう、皆さんもよく知る「老眼」です。実は、お母さんの最近のこのような行動は、認知症でもなんでもなく、単に老眼に対処していなかったせいだったのです。**そうと気づかず、周りが勝手に誤解して慌ててしまう。あるいは、必要な対応をしそびれて、老いを進行させてしまう――。**

長年、眼科医をしてきた私は、こんな残念なケースにしょっちゅう遭遇していますます。このような場合、老眼鏡をかけたら問題は即座に解決します。そして、料理や読書もラクにできるようになるでしょう。

## ◆なんでも認知症のせいにしない。

## メガネひとつで親の元気度や行動範囲、運命までも変わる

「人は年を取ると、認知症によっていろいろなことができなくなっていく」などという先入観は捨ててほしいのです。なぜでしょうか？

**それは、この先入観によって先の例のように「老眼」という、ごくごくありふれた症状さえ思い至らないことがあるからです。**気づかなければ当然、子も親自身も、老眼鏡をつくることもなく、「仕方ない」と、なんの対策もせずにあきらめモードに陥ってしまうのです。

**この「あきらめモードに陥ってしまうこと」ほど、危険なことはありません。**

たとえば、「よく見えないから食材を間違えると危ない」と、料理をしなくなってしまう。「転んだら危ない」と、外に出なくなる。よく見えないからといって好きだった本や新聞を読まなくなり、趣味をあきらめ、世の中の情報を遮断して、頭を使うことから遠ざかっていく……。老眼鏡をかけないばかりに、

行動範囲が狭まってしまい、消極的に過ごす日々が長くなると、認知力が低下したり、うつに陥ったりしてしまうことがあります。

年齢を重ねれば、目も耳も、口、鼻、歯、手足、内臓、そして脳も変化していくものです。けれども、**「老眼になったら老眼鏡をかける」――それだけで、これまでのように活動的でいられれ、健脚を保つこともできるのです。**多くの不都合も解消したうえに、人生を楽しむこともできます。

**ですから、「とにかく、早く対処すればなんとかなる!」「年のせいだと決めつけない!　あきらめない!」――このことを銘記してほしいのです。**

老眼であることに気づかず、あるいは気づいていても、何もケアをしないで放置していれば、要介護状態に向けて加速度的に老いは進んでしまいます。早く対処すれば、さらに元気になってもらうことも、健康的な日常生活を長く続けてもらうことも可能なのです。

◆適切なケアをしていれば、年を取っても、自分でいろいろできる。

## 親が言うことを聞いてくれないのは、なぜ？

「老後に備えて運動をしたら？　目の手術もしたら？」

「糖尿病なんだから、甘いものをもっと控えないと」

「醤油をかけすぎないで！　もう！　いつも言ってるでしょ!?」

何度言っても、あなたの言うことをまったく聞いてくれない親。

しかも年を取って、以前よりますます頑固になったような気がします。

先のことを考えると不安が募り、気が滅入るばかりですが、そんな方にこそ、ちょっと振り返ってほしいのです。

**そもそも、親は昔から、あなたの言うことに従ってくれていたでしょうか？**

**親が40歳、50歳のときに、あなたが同じことを言ったら、聞き入れていたでしょうか？**

「聞かなかっただろう」と思うのであれば、80歳になろうが同じでしょう。

高齢になると見た目が弱々しくなりますから、子はつい、「自分が面倒を見てあげなくては……」といった上から目線になりがちです。病院の職員でも、敬語を使わずに、赤ちゃん言葉で高齢者に話しかける人がいます。

**けれども親のほうは、自分がそんなに弱く守られる必要がある存在になったという自覚は、爪の先ほどもありません。いくつになっても、あなたは「自分の子」であり、「子を守ることが親の役目」と思いこんでいるものです。**それが親心というものです。ですから、子から頭ごなしに「ああして、こうして!」と指示されて、「はいわかりました」と、素直に聞くはずがないのです。

会社でも「上司が話を聞いてくれない」と愚痴をこぼす社員がいます。ですが、そもそも上司は、部下の言うことに「はい」と従う存在ではないことを忘れてはいけません。親の立場を考え、子のほうが親に敬意を持って話すよう、接し方を変えれば、親もすんなり動いてくれることが増えるでしょう。

## ◆「体が心配だから○○してくれたらうれしいな」と敬意を持って頼む。

# 「自分に都合のいいことしか聞かない」のは頑固になったからではなく、この兆しかも

「親の立場を考えて、親に合わせて話し方を変える必要があることはわかりました。でも、うちの親は年を取って少し陰険になったみたいで、自分に都合のいいことしか聞いてくれないんです！　**たとえば、『お母さ～ん、雨が降ってきたから、洗濯物を取りこんでもらえないかしら～』と大声で何度呼びかけても、まったく無視。ところが、低い小さな声でひそひそと『お父さんたら、最近さらに頑固でわがままになってひどいのよ。この前なんてね……』という悪口には、『そうなの？』なんて、しっかり乗ってくる。**だから、『なんだ、ちゃんと聞こえてるじゃない！』と、腹立たしくなるんです」

このような方は、よくいます。でも、これこそ早合点してはいけないポイントなのです。

**はたして、親には、あなたの声がきちんと聞こえているのでしょうか？**

ひょっとしたら、高齢になり耳の聞こえが悪くなっているのかもしれません。聴覚が衰えると、音がどんなふうに聞こえるのか、ご存じでしょうか？

実は、どんな音も一律に満遍なく小さく聴こえにくくなるわけではありません。**まず、女性の声や高オクターブの音など、高い音が聞こえにくくなります。**

70代では、半分以上の人が「加齢性難聴」という状態になっており、周りに雑音があると、かなり音が聞き分けにくくなっています。

加齢性難聴になっていれば、娘さんが少し離れたところから「洗濯物を取りこんでもらえないかしら～」と甲高い声で呼びかけても、まず聞こえていません。決して面倒くさいからでも、ひねくれているからでもないのです。

逆に、低い声で話す悪口や男性の声は、小さくてもちゃんと耳に届いています。ですから、若くて耳もいいあなたのほうが、普段から低めの声で親に話しかけるようにすれば、お互いのストレスを減らせるのです。

**◆加齢性難聴が始まっている親には、低い声で話しかける。**

## 9割の人が知らない、補聴器の正しい調整法と使い方

「親が難聴のはずがありません！『洗濯物を取りこんでもらえないかしら〜』と頼んだとき、母は確かに『は〜い』と言ったんですから！」

親の難聴を指摘すると、こう反論されることがあります。**でもそれは、親のあなたへの配慮です。**聞こえていなくても、何度も聞き返したら悪いな、会話の流れを途切れさせたら悪いなと気遣って、聞こえるフリをしてくれている場合がほとんどなのです。

では、ちゃんと親に声が届いているのかどうか判断するには、どうしたらいいのでしょうか？　**最も簡単なのは、親が観ているテレビの音量をそのまま変えずに、あなたが聞いてみるのです。**その音がかなりうるさく感じるなら、親は耳が遠くなっているため、ボリュームを上げている可能性があります。

もうひとつのチェック法は、テレビやラジオをつけた部屋で普段の会話をし

てみて、「聞こえているのか？」「合わせてくれているだけなのか？」を判別するという方法です。**加齢性難聴になると、とりわけ、雑音の多い中での音が聞き分けにくくなりますので、会話がかみ合わなければ、難聴気味とわかります。**

こうしたチェックで難聴気味だとわかったら、なるべく低い声で、はっきりした口調で話しかけてあげることです。でも、「加齢性難聴になったら認知機能が落ちちゃう、どうしよう！」などと、過度に心配する必要はありません。

もちろん耳鼻科でチェックする必要はありますが、加齢性難聴は、補聴器で聴覚を補えば、認知機能の衰えを食い止められることもあるからです。

## メガネとは、まったく別モノであると知って！

見た目が不格好だから嫌だと、補聴器を嫌う高齢者は大勢います。

確かに昔の補聴器は、大きく目立つものでしたが、現在はつけていることがわからないくらい小型のものもあります。見た目の問題はかなり改善されましたが、使い始めた**多くの人がいまだに抱く不満が、「補聴器をつけたけれども、**

**よく聞こえなかった」というものです。**

**実は補聴器は、メガネと違って、買ってすぐに最適な状態で使えるというものではありません。**買うときは、もちろんその場でお店の人が聴覚に合わせて調整してくれるでしょう。けれども補聴器の調整は、その1回で完璧にできるものではないのです。**実生活でつけてみて、その聞こえ具合に合わせて何回も調整を重ねて、やっと各人の状態にピッタリ合うようになります。**つまり、調整のために、購入後も何度かお店に通う必要があるのです。

もうひとつ知っておいてほしいのは、今まで音が聞こえにくかった人が補聴器をつけると、いきなり雑音が多く入ってくるため、イライラしてしまう人もいることです。ただ、これもすぐに慣れるものです。「はじめに」で述べたように、補聴器をつけるだけで約7年、認知力が落ちる時期を遅らせる可能性もありますから、親を励ましながら、根気よく補聴器に慣れてもらいましょう。

**◆補聴器は1~2カ月かけて調整する必要があるものだと教えてあげる。**

## 脳よりも!? 医師たちが一番心配するのは、この衰え

自分の親が、まだまだ元気に、自立して生活していけるかどうか——。

**これをチェックする最も大事な身体能力は、目、耳、鼻、口、歯、脳、骨、血管のうち、どれだと思いますか?**

多くの人は、「物忘れ」や「正しい判断ができなくなる」といった認知症を心配して、「脳」の老化を気にします。確かに、脳も重要な器官です。

しかし、脳を十分に使いこなすには、「目」の健康が必要なのです。

いくら頭がはっきりしていても、目が不自由になれば、判断そのものができなくなり、外出することも日常生活も難しくなってしまいます。

**人間は、五感のうち、視覚から最も多くの情報を得ています。ですから、失われると一番困る機能が「視覚」なのです。**

実際、目が見えにくくなると、少し離れたところにある看板の文字はもちろ

ん、足元ですらよく見えなくて、つまずきやすくなります。そのせいで外出が億劫《おっくう》になって引きこもったり、室内でも転んで骨折して寝たきりになったりします。要介護状態を防ぐためには、視覚のチェックは欠かせないのです。

## あなたの親の目は、ちゃんと見えていますか?

目が悪くなれば、「最近、見えにくいな」と本人が気づくはず。だから、目の健康チェックなんて特にしなくてもいいと、子の立場の人は思ってしまいがちです。**でも、それは甘い。「見えにくいな」と、本人が気になったときは、すでに手遅れだった、という病気も多くあるからです。**

たとえば、「白内障」です。70代で80%以上の人が、80歳では99%の人が罹《かか》っているといわれますが、白内障は、ゆっくりと視力が落ちていく傾向にあり、自分ではなかなか気づけません。

**「新聞を読むのが億劫になってきた」「テレビを長時間観ると疲れる」「まぶしく感じる」といった、はっきりとはしない症状から判断するしかありません。**

また、日本人の失明原因の第1位が「緑内障」です。これは、視野が徐々に欠けていく病気ですが、末期でも視力は、よいまま保たれていることがあります。見える範囲は狭まっているのに遠くまで見えるので、自分ではなかなか気づきにくいのです。

そもそも「視力」とは、「正面のものが、どのくらい遠くまで見えるか」という指標でしかありません。ちなみに、失明の原因にはいろいろありますが、日本人の失明の原因のほとんどは、視力が先に低下する病気ではありません。

視力以外の機能が悪くなっているけれども、視力は落ちないので気づきにくい——だからこそ、「いつの間にか」失明にいたるのです。

**いくら視力がよくても、上下左右周辺の視野が欠けていたり、水晶体がにごっていたり、網膜や眼底血管の状態が悪化していたりすることはあります。**決して、「まだ遠くが見えるから安心」とは、考えないでください。

## ◆視力検査ではわからない目の病気に注意。

## 今すぐできる、白内障・緑内障チェックシート

「アムスラーチャート」という43ページの図を使えば、ご自宅でも簡単に白内障や緑内障をチェックすることができます。眼科では、周辺視野の欠除や歪みなどを判別するために、この図と同じ格子の図を見る検査をします。

手順は次のとおりです。ぜひ、親にもやってもらってください。

①この本を手に持ち、目から約20センチ離して43ページの図を見ます。

②右目を隠して左目で真ん中にある●を見ます。真ん中の●を見つめたまま眼球を動かさずに、その周りにあるマス目に意識を向けます。

このとき、「マス目が歪んで見える」「マス目に欠けているところがある」「なんとなく暗い部分がある」といった見え方をしないか確認します。

③左目を隠して、同様に、右目の見え方をチェックします。

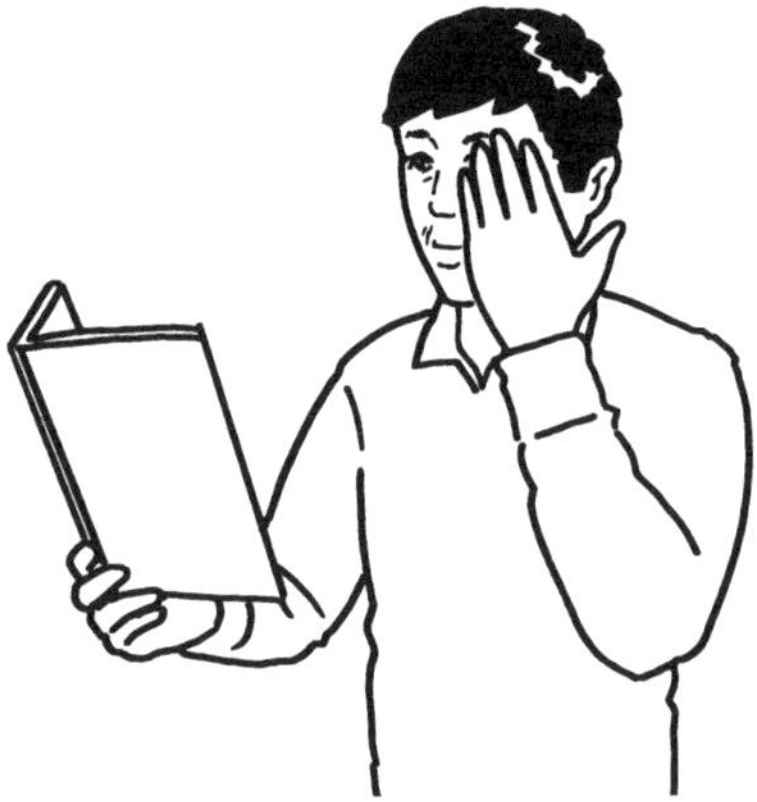

もし異常な見え方の徴候があれば、眼科できちんと検査をして、必要であれば治療を開始しましょう。

「格子が歪んで見える」「欠けて見える」という人でも、視力は1・0以上あることがあります。

視力と視野は別物なので、遠くが見えるから安心だと思ってはいけません。

◆50代は毎年1回、70代は毎月1回、白内障と緑内障のチェックを。

## アムスラーチャート

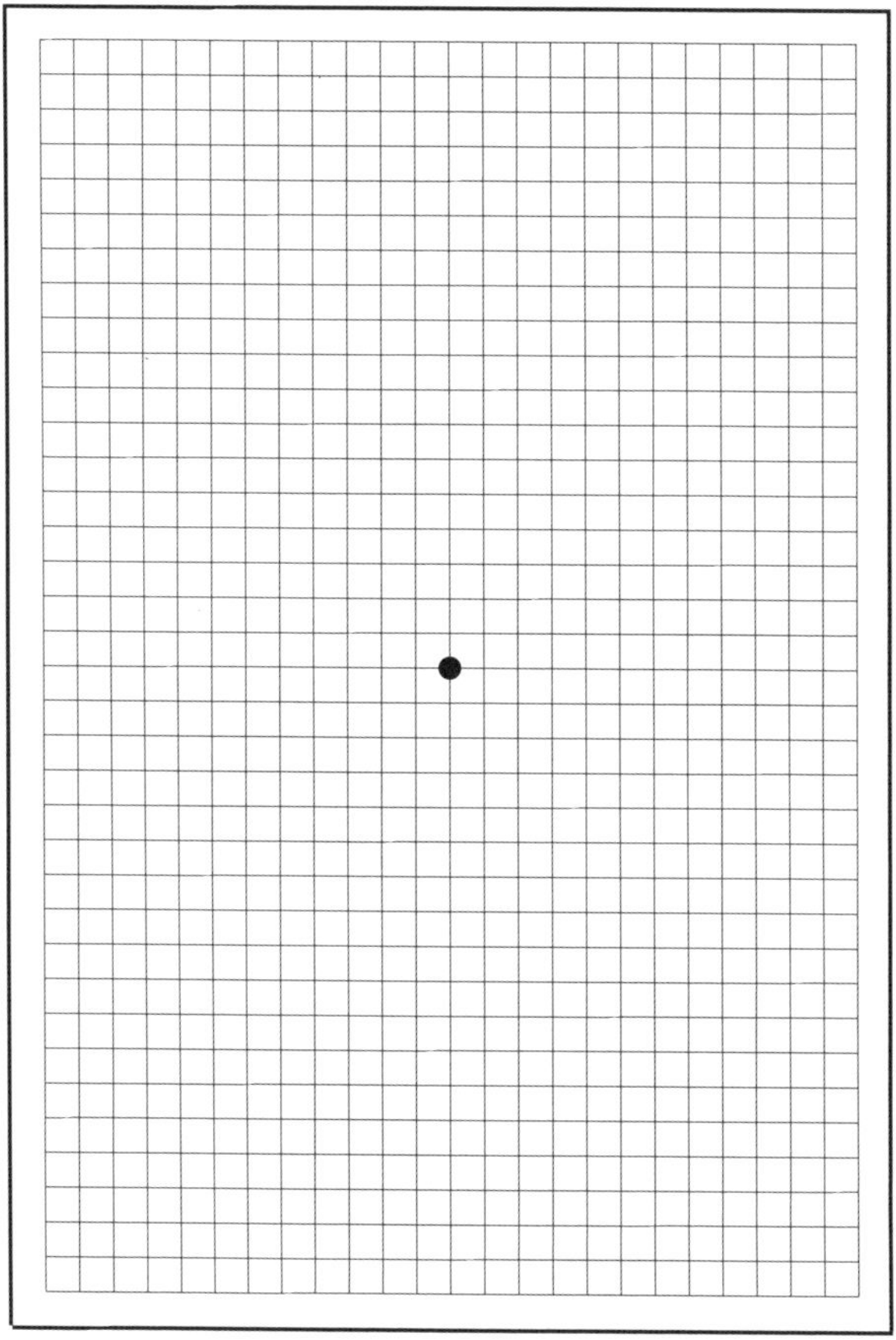

## 老いないための「親のメガネ」3つのチェックポイント

メガネというのは高価なわりに、きちんとした手入れ方法がほとんど知られていません。ですから、もし親が、メガネをかけても目が見えにくくなったと言いだしたなら、「年のせいだ」と決めつけて放置しないで、ちょっとメガネの状態をチェックしてあげてください。

年を取ったら目は悪くなるものだ、と決めつけている人は多くいます。

確かに、高齢になれば老眼になる可能性は高いのですが、実は、病気も何もない健康な状態なら、100歳でも1・0近く見えるのは普通なのです。

まず、視力が落ちていないのに、目が見えにくくなった理由として多いのが、なんと、**「メガネが汚れていた」**というもの。「目が見えにくい」と受診される患者さんのメガネを拭いてあげたら、「あ、見えた！」となることは結構多いのです。あなたの親のメガネは、きれいでしょうか？　そもそも**メガネは、い**

**きなりティッシュやハンカチ、メガネ拭きで拭いてはいけないのです。**レンズ表面についている細かなゴミをレンズに強くこすりつけて、レンズを傷つけてしまうからです。

正しい手入れの手順は、まず、水でレンズや弦《つる》の表面についた汚れを流します。これが一番のポイントです。お湯ではフレームやレンズが傷んでしまいます。中性洗剤をつけると、皮脂汚れがよりしっかり落とせます。

次に、ティッシュで水分を軽く拭き取ります。そして最後に専用のメガネ拭きクロスで、しっかりと拭き取るのです。

**「メガネの度数が、視力に合っていない」**ということがあります。

次に、目が悪くなっていないのに見えにくくなったと感じる理由として、「メガネをかけても、本が読みづらくなってきた」と、不自由を感じているにもかかわらず、「生活するだけなら、なんとかなる」「まだ壊れてはいない」「メガネをつくり替えるタイミングがわからない」といった理由で、何年間も同じメガネを使っている方が多くいます。また、「一度メガネをつくったら、その後何年もずっと使い続けていい」とか、「老眼鏡の度数は変わらない」などと勘違いしている人がいますが、そんなことはありません。**高齢でも、度数は数年でどんどん変化していきます。メガネは、2、3年に1回は、度数をチェックしてつくり替えていくものです。**

目が悪くなっていないのに見えにくくなった、と感じる理由の3つめは、**「メガネのレンズの中央が、ちゃんと眼球の正面にきていない」**というもの。**長くメガネを使っていると、〝鼻あて〟がくたびれてきます。**すると、メガネがずり落ちて目の正面にレンズの中央がこないため、見えにくくなるのです。

親の顔を正面から見て、レンズの中央が瞳の正面にきているか確認してください。メガネ店に頼めば、無料か数百円程度ですべり落ちにくいシリコン製の鼻あてに交換してもらえます。視力が落ちたと思いこんで老いを感じて気落ちしている親も、視界がパーッと明るくなったら、「なんだ、まだまだ大丈夫だ！」と、自信を取り戻すでしょう。

## ◆親のメガネをチェックしてあげよう。

## 新聞の購読をやめようとしていたら、贈ってあげたいアイテム

久しぶりに親の家に行ったときのこと。

「あれっ？　新聞はないの？」

「ああ、読まないし、もったいないからやめちゃったのよ」

と、母。そういえば最近は、好きだった読書もしていない様子です。

**実はこの状況も、難聴と同じく、引きこもりや認知症を発症しやすくなる危険なサインです。**視力の低下が進めば、新聞や本はもちろん、やがてテレビも観なくなってしまいます。そうなると、入ってくる情報が減って世間から取り残されますし、日々の楽しみも奪われてしまいます。何かを考える機会が減れば、認知症への道を足早にたどることもあり得るでしょう。

こんなサインが見受けられても、「もう年だし」と思ってしまうか、「お金を節約したいのかな？」「確かにムダだ」と注意を向けない人が大半です。

でも、もしかしたらそれは、目が原因で新聞の購読をやめたのかもしれません。しばらく様子をうかがって、少しでも見えにくそうだなと思ったら、すぐに眼科を受診して、目の病気がないか検査をしてもらいます。そして、病気ではないけれどものが見えにくい、というときは、老眼鏡に加えてこんなグッズを活用してもらうといいでしょう。

**それは、「ルーペ」や「タブレット」です。**

ルーペは手元を拡大するための道具です。「ルーペは、単体で使うもの」と思いがちですが、老眼鏡をかけて、その上からルーペを使うこともできるので、意外と使い勝手がいいのです。

値段も100円から1万円以上のものまで種類は豊富。特に、メガネのようにかけて使えるタイプは、とても便利で人気です。高額なもののほうが概ね性能もよく、歪みや見えにくさを感じにくいでしょう。

そして「タブレット」。**電子機器を嫌う高齢者は多いのですが、そうした方々の間でも、iPadなどのタブレットは、非常に好評です。文字が自由に**

**大きくできて、直感的に操作しやすいからでしょう。**実際に眼科で入院治療中の患者さんがタブレットで何かを見ているのをよく目にします。「もう本や雑誌は無理だな」と思っていた高齢者も、タブレットなら文字を自由に拡大できることや、Amazonのkindleストアで、読みたい本や書店では入手しにくいニッチな専門雑誌まで手軽にダウンロードできるとわかると、以前のように読書好きに戻ることはよくあります。

タブレットは、緑内障などのせいでものが見えにくくなっている方にもおすすめです。なぜなら、文字の色を反転させ、黒地に白い文字の画面に変換する機能があるからです。病気が原因で視力が悪くなっている人には、そのほうが文字を読みやすい場合もあるのです。

タブレットを親にプレゼントして、使い方を教えてあげれば、新しいツールを活用して、いきいきとした生活ができるようになるかもしれません。

**◆視力低下が軽い場合はルーペ、それ以上ならタブレットも試してみよう。**

## 賞味期限切れの食品が冷蔵庫にあったら嗅覚にも注意

Aさんには、実家でひとり暮らしをしているお母さんがいます。

先日、様子を見に戻った際に冷蔵庫を覗いて、愕然《がくぜん》としました。

「お母さん、これ賞味期限がすぎているものばかりじゃない！　こんなものを食べてちゃダメだよ!!」

「大丈夫よ、〝賞味期限〟なんだし。捨てるなんて、もったいないわよ」

高齢者のひとり暮らしでは、どうしても瓶詰めや調味料などの消費量が減ってしまうので、**冷蔵庫の中が、つい賞味期限切れのものばかりになってしまう**のでしょう。でもこれは、深刻な問題を引き起こすかもしれません。

賞味期限は「おいしく食べられる期限」のことで、消費期限は「食べていい期限」のことです。ですから、お母さんの言うとおり、賞味期限が数日すぎたものを食べても、それ自体は問題ないでしょう。

ただ、ほとんどの食料品には、賞味期限は表示していても消費期限は表示していません。ですから食べてはいけないほど劣化しているものを食べ続け、お腹を壊してしまうこともあるのです。

**そんなに劣化していたら、腐った酸っぱい臭いがするからすぐに気づくはず、と思うかもしれません。でも、気づけないのが高齢者なのです。**

なぜなら、年齢を重ねることで嗅覚《きゅうかく》が弱くなるからです。

嗅覚が衰えると、ほかにも困ったことがあります。たとえば、カレーをつくろうとして鍋を火にかけているのを忘れて、掃除機をかけ始める――。嗅覚が正常なら、「あれ、なんだか焦げ臭い！」とすぐに気づき、火を止めにいくことができます。けれども**嗅覚が弱ると、早い段階で気づくことができず、ボヤや火事など大事にいたることもあります。**

では、嗅覚の衰えを食い止めるには、どうしたらいいのでしょう？　次項の方法を、ぜひお試しください。

## ◆嗅覚の衰えも、侮れない。

## 「嗅覚」を鍛える会話をしよう

親の嗅覚の衰えを防止するには、どうしたらいいのでしょうか?

その方法のひとつは、「亜鉛」をしっかり摂《と》ることです。**亜鉛は体内で合成できないミネラルです。食品から摂取するしかなく、牡蠣《かき》や牛肉、ラム肉、するめ、卵などに多く含まれているので、できるだけマメに親に食べてもらいましょう。飲み物では、緑茶や抹茶に多く含まれます。**

もうひとつは、**普段からいろいろなものの匂い（臭い）をかぐクセをつけて、嗅覚を使う**トレーニングをすることです。筋肉も聴覚も、使わなくなると機能が衰えていくとお話ししました。嗅覚も、使えば衰えを防げるのです。

ただ、いきなり親に「匂いをかぐトレーニングをしてね」と頼んだところで、なかなか習慣として定着しないでしょう。

そこでおすすめしたいのが、一緒に食事をするときに、匂いについての会話をすることです。たとえば「このパスタはバジルの香りがいいね！」とか、「ほら、炊きたてのご飯は、いい香りがする！」など。

あるいは、「駅から家までくるとき、金木犀《きんもくせい》の甘くていい香りがしたよ」「私は、この石鹸の香りが好きなの」などと言うのもいいでしょう。こんな会話ひとつで、親も積極的に匂いをかぐようになっていきます。

さらに、親自身や、親と一緒に住んでいる家族にタバコを吸う人がいれば、なるべく控えてもらうのも重要なことです。もちろん、禁煙してもらうのがベストですが、難しければ加熱式タバコをすすめてみるのもいいでしょう。

**従来のタバコは、嗅覚を弱めることがわかっています。しかも、寝たばこをすれば、火事を起こしてしまうリスクもあります。**

一方、加熱式タバコならば嗅覚にかかる負担が減りますし、寝たばこをして布団に火をつけるようなリスクも下がります。

## ◆食べ物や花の香りを親と一緒に楽しみながら、嗅覚をトレーニング。

# 口内がきれいなら肺炎や糖尿病、眼病にもなりにくい

半年に一度は、「歯」の定期検診を受け、歯科医院で歯石を取ってもらうプロフェッショナルケアを受けることが大切です。

特に、骨粗鬆症《こつそしょうしょう》の薬を使っている人には、原因は不明ですが副作用により、あごの骨にダメージが生じていることがあります。早期に気づけば対処できるレベルですが、放っておくと重症になり、あごの骨が溶けてなくなってしまいます。

ただ、薬を使っていても**毎日の歯磨きに加え、デンタルフロスをかけ、歯科医院での定期的な歯石除去や嚙み合わせの調整といった口腔《こうくう》ケア**を心がけて口内環境をよくしておくと、そうした副作用が起こりにくくなることがわかっています。

しかし、日本人の多くは、歯の定期検診を受ける習慣がありません。昔から、

「虫歯になってから」「歯が痛くなってから」歯医者に行く傾向があります。

**一方、世界の先進国では、虫歯にならないよう、予防のために定期検診を受けることが常識です。**若いうちから日々のケアをきちんとしていれば、**80歳や100歳になっても、入れ歯になることは、ほとんどない**のです。

また、口腔ケアをしていない人と比べて、肺炎になる確率が40％も低いこともわかっています。

さらに、口の中の健康状態は、「目」にも影響します。

口の中は、一見きれいなようでも、その実、善玉菌・悪玉菌など大変な数の菌が棲《す》みついています。その種類はわかっているだけでも700種以上あり、有名なのは悪玉の典型である虫歯菌（ミュータンス菌など）です。

**歯周病になると、こうした悪玉菌が、歯茎《しけい》（はぐき）の出血部分などから血管内に入りこみ、血流に乗って全身に運ばれていってしまいます。**

口から近い目などは、すぐにその悪影響を受けます。ストレプトコッカスという菌は、緑内障とも関連があるといわれています。

ですから、次の3つを習慣にしてほしいのです。

- **歯ブラシは1カ月以内で新しいものに取り換える**（雑菌が繁殖するため）。
- **一日1回、デンタルフロスで歯の間につまった汚れを取る**（歯周病予防）。
- **朝起きたら、飲み食いする前に歯を磨く。できれば起床後すぐに磨く**（寝ている間に口中で、爆発的に細菌が繁殖するため）。

また、入れ歯は、ただ洗浄液に浸けるだけでは汚れ落ちが不十分であり、歯ブラシでしっかりこすり洗いする必要があります。これをしていない人は意外と多いのです。

最近、ようやく口腔ケアの重要性が認識され始め、多くの歯科で正しい歯磨きの方法を教えてくれるようになりました。しかし、あなたの親はまだそうした新常識をご存じないかもしれません。その場合は、近所の人や親族で、きちんと口腔ケアをしている人を探し、「○○さんもやっているよ」と言うと、親も気になって始めてくれるものです。

## ◆半年に1回、歯科で歯石除去をする。

## 体の不自由さに対し、国からもらえる援助

・親の耳が聞こえていない。
・親の目が見えていない。
・親の歩行に問題がある。

――このような場合に、公的機関からサポートを受けられる制度が、「身体障害者認定」です。

税金の減免、公共料金や交通料金の割引などのサポートを受けることができます。介護の必要が生じた場合、医療費や生活費がかさむので、家族はこれで経済的にずいぶん助かることになります。

問題は、自動的に認定されるわけではなく、親や家族がそういう制度があることを調べて申告する必要があることです。

ときには親切に、「身体障害者認定に当てはまるから申請しますか?」と聞

いてくれる主治医もいますが、すべての医師が教えてくれるわけではありません。患者さんによっては、拒否反応を示す人もいるので、あえて説明しない医師もいるのです。ですから、だいたい次のような状態に親が当てはまる可能性があるなら、確認してみるといいでしょう。

**目：両眼の視力を足して０・２以下。**
**耳：40センチ以上離れると、会話が聞こえない。**
**声：うまく話せない。**
**体：歩行困難である。**

これはあくまで簡易的な基準なので、詳しくは主治医に確認してください。
そのほかにも、心臓機能障害、呼吸器機能障害、膀胱または直腸機能障害、肝臓機能障害など多くのサポート制度がありますが、いずれも自分で申告しなければ受けられません、注意して役所や病院で聞いてみることが大切です。

## ◆身体障害のサポート制度について病院に確認しよう。

# 第2章

# 100歳まで「スタスタ歩ける足腰」をつくる

——背中や下半身の痛み・悩みに

## まだ元気なうちに受けておくといいのが「介護認定」

親が「プレ介護」（26ページ参照）の状態になったら、やっておくといいことのひとつに、**「介護認定」を受けておく**というのがあります。

「え⁉　まだなんの介護も受けずに生活できているのに、認定を受けるなんて、変じゃないですか？」

いいえ、変ではありません。ほとんどの人は、介護認定を「もう自分でものも食べられない状態」だとか、「家族や施設での介護が必要な状態」になってからするものだと誤解しています。

**しかし本来は、要介護の前の段階で、「要介護にならないために早めに受けておくもの」なのです。**

たとえば、眼科医の私は、「視力が悪くて生活が不自由になった」という段階でも、介護認定の書類を書くことがあります。

**そう、実は介護認定には、「要介護」と「要支援」の2つのタイプがあるのです。**要介護は、まさに介護が必要な状態です。要支援は、「要介護にならないために、支援をすれば生活できる状態」のこと。ですから、認知症でもなく、足腰が弱っている状態ではなくても、認定してもらうことは可能なのです。

そのほか、「聴力が極端に悪い」とか、「歩行が困難」「認知機能が落ちている」「排尿・排便に問題がある」などという理由でも認められます。「完全な介護状態でなければならない」と考えなくてもいいのです。

**要支援の介護認定をしてもらえば、要介護になることを予防するための訪問看護や、介護予防のリハビリテーションを受けることができ、福祉器具をレンタルすることもできます。**ですから、「要支援の介護認定」は、受けたほうが絶対におトクなのです。もちろん、状態によって「該当しない」と却下されることもありますので、まずは主治医に確認するといいでしょう。

## ◆要介護にならないために、早めに「要支援の介護認定」を受けておく。

## 親がお漏らしをしてしまったら

Tさんは、久しぶりに親を車に乗せて、ショッピングセンターへ買い物に出かけました。ところが、楽しい雰囲気が一変するアクシデントが——。

なんと、車の中でお母さんが、おしっこを漏らしてしまったのです。

「これは大変だ！　ひょっとしてオムツ介護になってしまうのか……？」

いえいえ、そんなに慌てる必要はありません。

そもそも高齢になると、膀胱に尿を溜めておくのが難しくなるものです。特に女性は、男性に比べて尿道が短いために、問題が起こりやすいのです。

早い人だと40歳ごろから尿漏れが起こり、60歳以上の50％以上の人に尿漏れが起こります。「年を取ったら、尿漏れぐらい仕方がない」と考える人も多いほど、よくある症状なのです。

**それを踏まえて、子がしてあげられることといえば、親にトイレを我慢させせ**

**ないことです。**目安としては、1時間から1時間半に1回はトイレに行きやすい環境をつくりましょう。

一緒に外出すると、どうしても親のほうが気を遣って我慢してしまいますから、買い物はもちろん、たとえ食事中、映画の上映中であっても、絶えず「トイレに行く？」と、子が気にかけてあげましょう。そうすれば、親も、気兼ねなく一緒に遠出ができるでしょう。

尿漏れには、さまざまな原因がありますので、紹介しておきます。

**腹圧性尿失禁**：お腹に力が入ったり、咳《せき》やくしゃみをしたりしたときに漏れるもの。出産や年齢が原因となるので、40代から要注意です。

**切迫性尿失禁**：急におしっこがしたくなり、間に合わなくなるもの。

**溢流《いつりゅう》性尿失禁**：自分では出したいのにうまく出せず、しまいにちょっとずつ漏れていってしまうもの。

**機能性尿失禁**：尿を出すこと自体に問題はないが、尿を出す前にズボンを下ろしたりトイレに行ったりするのが間に合わないなど、体の機能低下や認知症によって、漏れてしまうもの。

「切迫性尿失禁」の場合は薬が有効なことも多く、泌尿器科を受診すれば、治療できるものかどうか、わかります。治療できるなら、しておいたほうがいいでしょう。

要介護の状態にあれば、尿漏れは尿取りパッドやおむつで吸収するのですが、親のほうは、恥ずかしさから「下《しも》の世話までされたくない」と、拒否することが多いものです。こうなると親子ともども困った事態になってしまいますので、50歳をすぎたらしっかり予防するのが肝心です。

**尿漏れの予防には、骨盤底筋訓練や膀胱訓練、つまり、ちょっとした筋肉トレーニングが有効です。**横になって、膣や肛門に力を入れたり、緩めたりする方法です。

◆お漏らしは、年を取ったら当たり前。でも予防改善もできる。

## 尿漏れ予防筋トレ

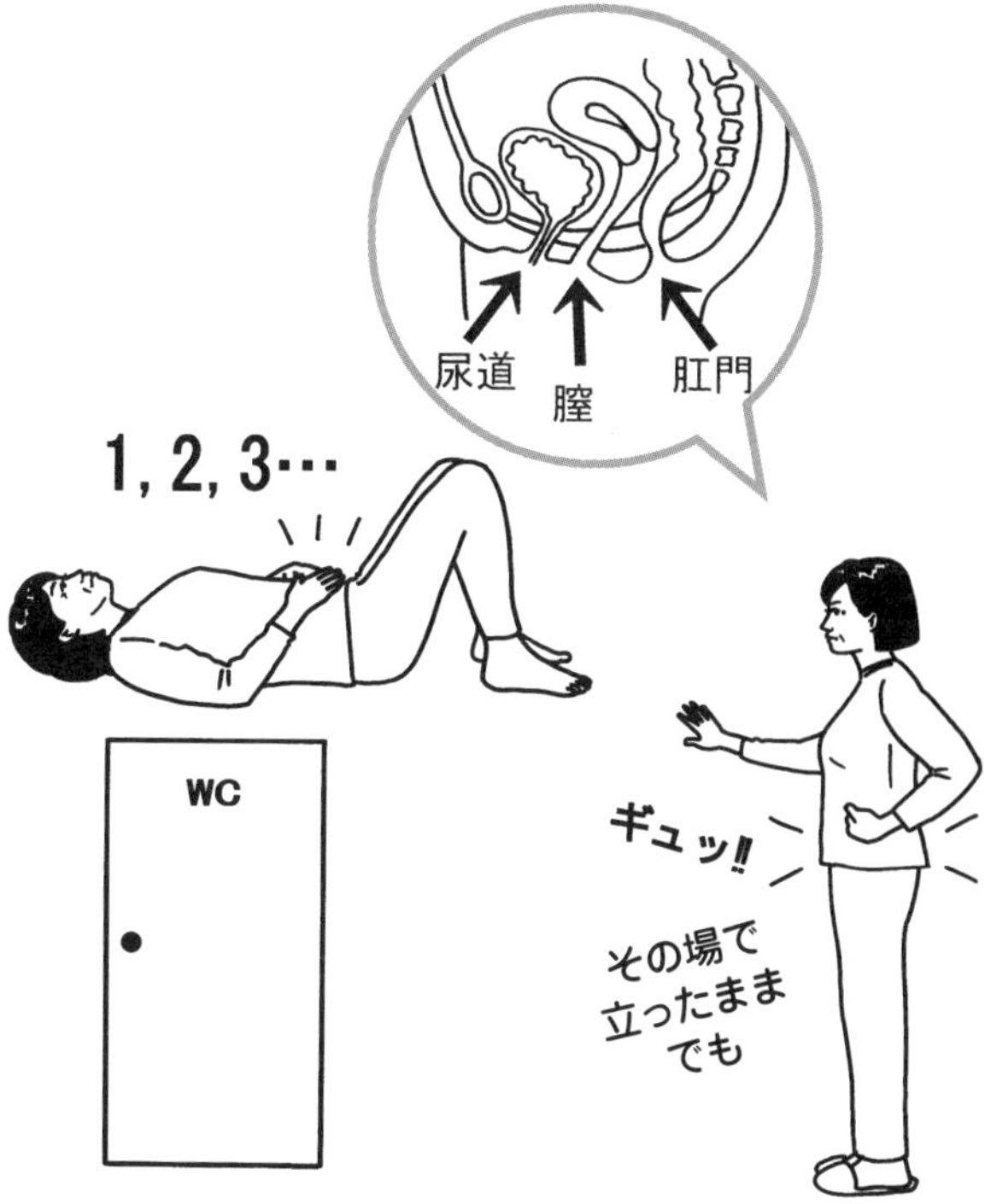


①仰向けに寝て両膝《ひざ》を立て、肩幅に足を開く。
②尿道・肛門・膣を絞めて緩めることを３回繰り返す。
③次に、４秒間ゆっくり絞めたら、ゆっくり緩めることを３回繰り返す。

## ペットボトルや瓶のふたを開けられる？ 寝たきりを防ぐギリギリのタイミングを逃さない！

**あなたのお母さんは、ペットボトルのキャップを自力で開けられますか？**
**あなたのお父さんは、瓶のふたを自力で開けられますか？**

女性はペットボトルのキャップ、男性はジャムの瓶のふたが開けられるかどうかが、高齢者の全身の筋力の低下をチェックする指標になります。

ぜひ、親に試してもらってください。

**「握力が十分にあるかどうか」は、自分の足で立って歩けるかどうかの目安にもなります。**

歩くときにヨロヨロとふらついたり、杖《つえ》を必要としたりしているなら、誰が見たって「足腰が弱っている」とわかるでしょう。

この、誰が見てもわかるほど足腰が弱ってしまっていたなら、もう要介護目前です。

この段階で足腰を鍛える運動をすすめたとしても、親はすでに体を動かすのもつらくなっているでしょう。できる対処法もかぎられてしまいますし、運動をして得られる効果も、しんどいわりには微々たるものになってしまいます。

**では、どの段階なら間に合うのでしょうか？**

**それが、「握力が弱まり始めたころ」なのです。**

**実は人間の体は、上半身と下半身で、筋肉の衰えるスピードには大きな差があります。**

**足の筋肉のほうが、手の筋肉よりも数年早く衰えが始まり、しかも筋力の落ちるスピードも速いのです。**ということは、握力が落ちて、ふたを開けられなくなったときは、すでに足腰の筋力がかなり低下していると推測されます。

しかし、今すぐ歩けなくなるという切迫した状態ではありません。

つまり、今ならまだなんとか予防できる、というギリギリのタイミングなのです。ですから、子の立場であれば、**このタイミングを逃すことなく、親にしっかりと運動をすすめてあげてほしい**のです。

握力が弱っているけれど、特に関節や足腰に痛みがない状態であれば、筋トレを開始することで、その後の関節痛なども予防できる可能性が高まります。

もし、すでに握力が弱っていて、体のどこかに痛みが出ているようであれば、まずは整形外科などを受診して、運動をしても問題がないか、医師の了承を得てから開始すればいいでしょう。

親へのトレーニングのすすめ方や、日常的に運動量を増やしてもらうワザは、次項で述べます。

## ◆ペットボトルのキャップが開けられなくなったら、即、足を鍛えてもらおう。

## 足腰の筋トレを「習慣」にしてもらうコツ

「親が、ペットボトルのキャップや、瓶のふたを開けられなくなった。さっそく、足腰の筋肉を鍛えることをすすめなくては！」

と思っても、今まで運動する習慣のなかった親が、いきなり筋力トレーニングを、毎日の習慣にしてくれるでしょうか？　難しいところですよね。

足腰のトレーニングというと、すぐに思い浮かぶのは、ジョギングやウォーキングかもしれません。でも、走るにしても歩くにしても、20分程度続けなければ筋肉はつきにくく、足腰を鍛えるには、少々、効率の悪い運動なのです。

理由は、「遅筋《ちきん》」という、ゆっくりと動く筋肉を主に使うからであり、遅筋は、鍛えても少しずつしか増えていきません。

それに対し、**「速筋」**という速く動く筋肉があります。**筋トレで使われるのは主にこの筋肉で、これは鍛えれば、面白いくらいスピーディーに増えていき**

**ます。親に鍛えてもらいたいのは、この速筋です。**

そして、下半身の速筋を鍛える一番効果的な運動が、「スクワット」です。

これを、親に習慣にしてもらう簡単な方法をご紹介しましょう。

そもそもスクワットとは、「座ったり立ったりを繰り返す運動」です。

**ならば、床やイスに座った状態から立ち上がる機会を増やすだけでも、同様の効果が得られるはずです。それを狙って、日常よく使用するテレビのリモコンや新聞などをあえて、いつも座っている場所から少し離れたところに置くのです。**これだけでも、立ったり座ったりを繰り返すこととなり、筋力低下がずいぶん防げるでしょう。座ったままでも手の届く範囲にポットや茶菓子まであるようでは、足腰の速筋を使う機会はほとんどありません。

親に「リモコンを取って」と頼まれたら、取ってあげるのもたまにはいいのですが、親が習慣的に運動するようにしてあげることが必要なのです。

## ◆こまめに立ち上がるよう、手の届かないところに日用品を置く。

## うーんとスローにするだけで「安全・確実」な筋トレに早変わり！

安心確実に筋肉をつけるコツは、ゆ～っくり動くという、とても簡単な方法です。これは、「スロートレーニング」とも呼ばれます。

一定の速さのリズムやスピードに乗せて体を動かすことは、さして筋肉がなくてもラクにできる動きです。けれども、ゆ～っくり動くには、ある程度の筋肉がないとうまくできないのです。

ですから、**スクワットも、うーんとスローにするだけで負荷が上がります。負荷の軽いウォーキングも、うーんとゆ～っくりにして**、足を上げた状態を1、2秒キープするようにすれば、普通に歩くよりもずっと体幹の筋肉が鍛えられます。太極拳やヨガなど、一定の姿勢を保つだけの動きも、れっきとした筋トレになります。

◆ゆ～っくり動いて、安全・確実に筋トレ。

## 杖やシルバーカーは積極的に使うべき？どれが使いやすい？

親が最近、歩くのが少し困難になってきたようです。「そろそろ、杖か、あるいはシルバーカーを使う時期かな？」と思いますが、いろいろな種類があってどれを選べばいいのかわかりません。

また、そんなものを贈ったら足を使わなくなって、かえって老化を早めてしまうのではないか、と心配にもなるでしょう。しかし実際には、器具を得ることで、むしろ活動的になる人が多くいます。

ただ、そうした器具の選択は難しいですよね。**どのタイプを選べばいいのか、目安にするべきは、親の背筋の状態です。**

**「シルバーカー」**は、単に荷物を運搬したり、腰かけて休んだりするためのものなので、介護保険適用外です。**「歩けるけれど、疲れないようにする」ためのも**

**のです。**歩行の安定性を確保するものではありませんので、まだ腰がちゃんとまっすぐしていて自立歩行可能な人に、おすすめです。

これとよく似ていて間違いやすいものが、**「歩行車」**です。これは**歩行の安定性確保を主目的としたもので、介護保険も適用されます。ハンドル部分がU字型になったもの**が多く、そこに体を入れれば腕で体重をしっかり支えられます。腰が曲がり、つねに前傾姿勢で、歩くスピードが遅くなってしまった人が使うと、非常に歩行しやすくなります。主に屋外で使用します。

**「歩行器」**は、背筋はまっすぐしっかりしているけれど、歩くとフラフラする、麻痺がある、筋力やバランス感覚が著しく低下していて歩行に不安がある、といった人が、主にリハビリ用に室内で使用するものです。

**「杖」**は、背筋がしっかりしていて、歩行に少しだけ不安がある軽い段階の人におすすめです。杖やシルバーカーよりも行動範囲が広くなりますが、自力でバランスを取る必要があります。

**杖は長さが大切です。身長÷２＋３センチか、腕を軽く20〜30度曲げて、足のつま先より15〜20センチ先に杖を突きやすい長さがいいとされています。**折りたたみ式は便利に思えますが、つくりが弱く、強い力がかかると曲がって折れてしまうことがあるので、あくまでも簡易的なものです。日常で使うなら、やはり丈夫でしっかりとしたT字型の杖を選ぶべきです。

シャフト（持ち手）部分がT字型の杖は、シャフトの中央に手をかけて使います。どちらか片方だけを持ってしまうと、重心がずれて転倒の原因となるので注意が必要です。また、地面に接する部分（石突《いしづき》）が４つ股に分かれている杖は見た目にはしっかりしていますが、段差のある場所では、４点でしっかり支えることができないので、グラグラしやすく危険度が増します。**こちらは室内など、「段差の少ないところ用」**と考えてください。

## ◆歩行器具は、背筋の状態に合わせて使い分ける。

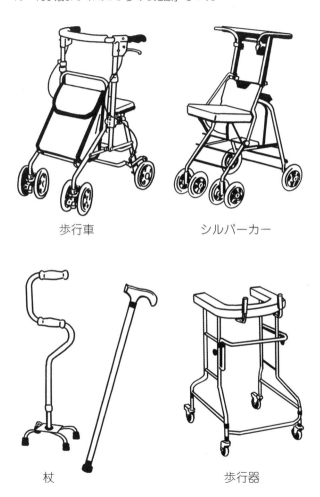

歩行車

シルバーカー

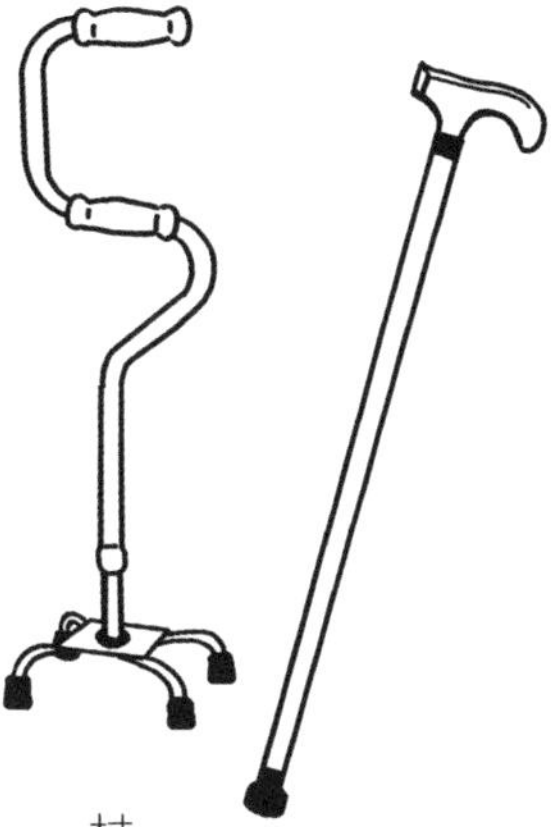

杖

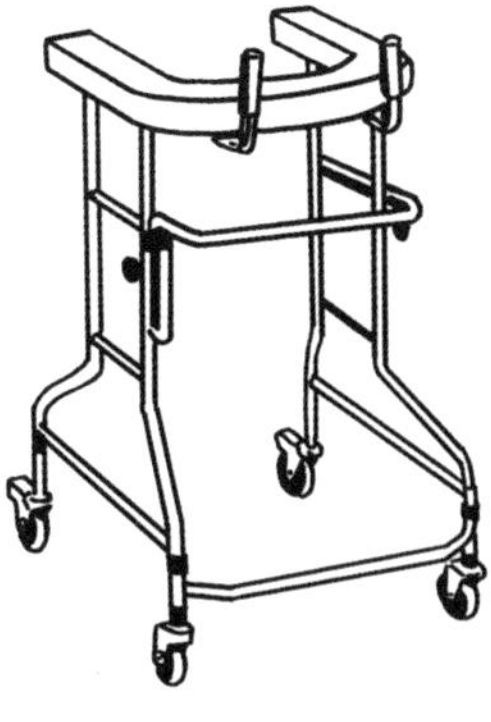

歩行器

## **背中の痛み・丸まりを放っていれば、寝たきりまっしぐら**

「背中が痛い」と、親が言いだしてはいませんか？

もし心当たりがあったら、放っておいてはいけません。そのままにしておけば、ひょっとすると寝たきりになってしまうかもしれないからです。

数日たっても痛みが治まらない場合は、整形外科を受診する必要があります。

背中の痛み以外にも、**「背骨が曲がってきた」「腰が曲がってきた」「背が縮んできた」「しびれがある」**といった場合も、整形外科を受診してください。

そして、**「背骨が骨折していないか」「骨密度が低下していないか」の2点を**検査してもらってください。

「まさか、ぶつけてもいないのに骨折？」

そうなのです、70歳以上の約30％の人が、自分でも気づかないうちに背骨の骨折、「椎体《ついたい》骨折」をしています。

椎体骨折は、何かにぶつけた衝撃で骨がポッキリと折れるのではなく、骨自体がもろくなっているせいで、自分の体重や、動いたときにかかる負荷に耐えきれず、グシャリとつぶれてしまうというものです。いわゆる「圧迫骨折」です。最近は、「いつの間にか骨折」とも呼ばれています。

椎体骨折をした直後は、背中が痛くて動けなくなるのですが、「年のせいかな」と放っておいても、数カ月もすれば骨がくっつき、痛みは取れます。しかし、**問題なのは、曲がったまま骨がくっついてしまうため、ねこ背になってしまうこと**です。

背骨が曲がって固定されてしまえば、さらに不自然な力が1カ所に加わり、いずれまた骨折することを繰り返します。こうして骨折を繰り返し腰まで曲がってくると、背骨の中を通る神経も傷めるため、やがて歩くのもしんどくなり、寝たきりになってしまうのです。

早期のうちに病院に行けば、曲がったまま固まらないように矯正《きょうせい》してくれます。ひどくなってしまった場合は、手術をすることがあります。

初期段階での、より早い治療が推奨されますが、多少曲がってしまっていても治療をすれば、その時点で進行を食い止めることができます。


**椎体骨折を防ぐためには、骨を強くすることが第一です。**

骨は、カルシウムだけを摂取しても強くなりません。ビタミンDやビタミンKを同時に摂取する必要があります。

ビタミンDは、**サケやしらすなどの魚介類、卵、きのこ類**に多く含まれ、ビタミンKは、**ほうれん草などの緑黄色野菜や納豆**に多く含まれています。


また、筋力トレーニングをして背筋を鍛えれば、筋肉がガードルのように脊《せき》椎《つい》を支える補助となってくれるので、圧迫骨折を起こしにくくなります。

自宅で簡単に背筋を鍛える方法を、お教えしましょう。

まず、床の上に腹ばいで寝そべります。その状態で両手両足を同時に空中に持ち上げる、戻す、というのをセットで、10回繰り返します。

筋力がついてきたら、空中に両手両足を持ち上げた状態で5秒ほど静止するようにします。

**◆背中が痛くて動けなくなったら即、整形外科を受診。圧迫骨折は頻繁に起こるので、年に1度は検査を。**

# 一生、歩ける足でいるために。3点チェック

近い将来、親が歩けなくなってしまう危険はないか？　次の3点をぜひ、チェックしてあげてください。

**①足の色が悪く、歩くと脚の筋肉が痛くなるので、途中で休みを入れながら歩いている**（太ももからつま先まで足全体、あるいは、ふくらはぎだけなど部分的なものも含む）。

**②足の傷が治りにくい**（どちらかというと膝から下）。

**③足指に爪が食いこんで「巻き爪」になっている。**

①の症状を「閉塞性動脈硬化症（ＡＳＯ）」といいます。動脈、つまり心臓から全身に流れていく血管がつまってしまうのです。

特に下半身は、重力により血液が下に溜まります。溜まったものは上半身に戻りにくく、血の塊《かたまり》である血栓《けっせん》になりやすい。そのため血管がつまりやすくなって皮膚の色が悪くなり、しばらく歩くと疲れて、少し休まなければならないということが生じるのです。

休めば回復してまた歩けるようになるのですが、この状態を放っておくと、どんどんと悪化していき、次第に歩ける距離が短くなります。やがて近所に買い物に行くにもタクシーなどを利用しないといけなくなり、最終的には、家の中でさえ歩くのが困難な状態になります。

②は、足の血流が悪いと、傷が悪化して膿《う》みやすく、治りにくくなります。たとえば水虫。普通なら足がかゆくなる程度ですが、血流が悪くなっているときに水虫になると、足が腫《は》れあがってしまうのです。

足の感染症予防のためには、足にきちんと合った靴を履いて、靴擦れなどによる傷をつくらないことです。足の血管のつまりに早めに気づくことができれば、治療することも可能です。

治療法には、薬のほか、カテーテルで血管を広げる方法や、自分の体のほかの部分から血管を移植してきてつなげるバイパス手術があります。

③の「巻き爪」は、初期の段階では、巻き爪のある足指に力がかからないよう、足をかばって歩くようになります。

足の指先に重心をかけないようにして歩いていると、やがて、足の指が浮き上がります。すると、爪が横に広がる力がかからないので、巻き爪はさらにひどくなり、膝や腰への負担が増します。

そしてつまずいて転んだりして、寝たきりの要因になってしまうのです。

巻き爪を予防するには、爪を切りすぎないことです。また、痛くなる前に日ごろからしっかりと、つま先で地面を蹴って歩くクセをつけておくことです。

もし深爪してしまい、すでに指が腫れあがったり痛みが生じたりしている場合は、**「形成外科」や「外科」**に相談し、手術など適切な治療を施すことが必要です。

## ◆足の黒ずみと傷の治りにくさ、巻き爪には注意。

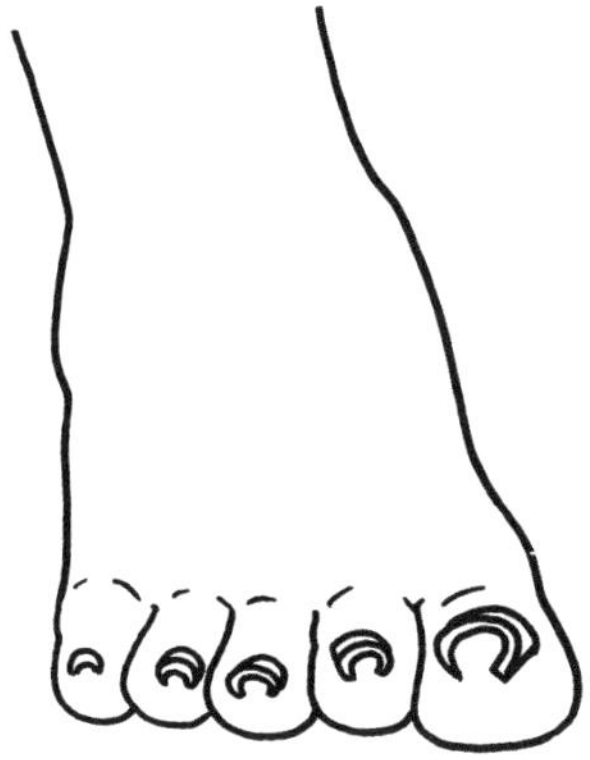

巻き爪

## 首を骨折して半身不随も。気軽にマッサージするのは危険

ちょっと「怖い話」があります――。

ある高齢の患者さんは、首に痛みがあるのでマッサージに通っていました。「かなり凝っていますね！」とグイグイと首の後ろを押されると、痛みが和らいでいく気がします。ところがその直後、首に激痛が！

首が回らなくなってしまったので病院に行くと、なんと「骨折している」とのことでした。

国民生活センターによると、マッサージによる健康被害が2007年からの5年間で825件も出ています。そのうち8割が医療機関を受診し、その中の3割の人は治療に3週間以上かかっています。

若いときなら、よっぽど強くぶつけたり、交通事故に遭ったりしないかぎり、まず骨折なんてしないでしょう。ところが高齢になると、特に女性は骨の密度

がスカスカにもろくなる骨粗鬆症になっていて、ぶつけても転んでもいないのに、「いつの間にか背骨を骨折していた」なんてことが起きるのです。

そして、骨折した部分を放置しておくと、背骨はそのまま固まってしまい、まっすぐ伸びなくなってしまいます（76ページ参照）。

**整体、カイロプラクティック、リフレクソロジー、マッサージというのは国家資格を取らなくても開業できるため、きちんとした医学知識がない施術師もいます。**しかも一部の悪徳マッサージ店では、お客が減らないように、病院を受診させないよう誘導することもあるようです。

そうしたリスクを考えると、高齢者が気軽にマッサージ店や整体に通うのはどうかとも思います。

家庭用マッサージ機器についても注意が必要です。若い人にはちょうどいい強さでも、高齢者は、骨折したり皮膚を傷めたり、体調不良になったりすることがあります。

## ◆骨粗鬆症や皮膚炎を患っていたら、マッサージ機器や整体に注意。

## あっちが痛い、こっちが痛いと言う親には、このアドバイスをしておこう

親が体の痛みを訴えたら、どうすればいいのでしょうか？

痛みが出たときに、医療機関で検査をしたり、主治医に相談したりするのではなく、いきなり、カイロプラクティックや整体院、マッサージ店に行って痛みを取ろうとする方がいます。

でも、それらは医療機関ではないため、精密検査などはしません。

ですから、本当はほかにもっといい治療法があるケースや、**放っておいてはいけない痛みをそのままにしてしまう**ケースが多くあります。

特に、足腰の痛みは、運動をすすめるべき場合と、治療をすすめるべき場合の見極めが、外から見ただけでは難しいのです。

**ですから、いきなりカイロプラクティックや整体に行かないで、まずは、き**

**ちんと設備の整った医療機関で医師に相談し、X線撮影をしてもらったほうがいいのです。**できれば整形外科など、専門の科で診てもらいます。

診断の結果、問題がなかった場合や、必要な治療をすませたあとの過ごし方は、**「ゆっくり休む」ではなく、「体を軽く動かす」が正解です。**

加齢により生じる足腰の痛みの大半は、筋力低下で骨そのものを支えられなくなったか、長年の摩耗で軟骨がすり減ってしまい、クッション性がなくなることによって起こります。

こうした加齢による痛みであれば、体を動かして筋力をつければ、痛みが消えることがよくあります。

**安静にしていたら、どんどん筋力が低下して、腰や膝に負担がかかるようになり、痛みが増していくだけです。**

実際、カイロプラクティックやマッサージ店に行き、小一時間、もんだりストレッチしてもらったりして一時的には痛みが取れたとしても、根治にはいたらないことがほとんどです。頻繁に通っていたら、金銭的負担も相当なものになってしまうでしょう。

整形外科などの医療機関で治療もしたけれど、痛くて筋トレがどうしてもできないというのであれば、カイロプラクティックや整体院、マッサージ店ではなく、**「ペインクリニック」**に相談するよう、親に伝えましょう。

ペインクリニックについては、次項で詳しく説明します。

**◆整形外科を受診して問題ないと言われたら、積極的に体を動かしてもらうほうが痛みは取れる。**

## 医者に行っても治らない原因不明の痛みには、ペインクリニックを活用

最近、親が「腰が痛い」とか「膝が痛い」と頻繁に訴えるようになった。なんとかしてあげたくて、整形外科や血管外科、さらに脳神経外科など、いろいろと受診させたけれど、ことごとく「異常なし」と診断される、――にもかかわらず痛みが引かない。

平松先生は、「運動したほうがいい」と言うけれど、痛くて動かせない。こんな例が、高齢になると増えていきます。もう年だから仕方がないのでしょうか？

いいえ、仕方がないことなど、ありません。

**医療機関の検査で「異常なし」とされたけれど、痛む――。**

**そんなときに活用してほしいのが、痛みを取ることだけを目的とする「ペインクリニック」という専門診療所です。**

ペインクリニックの治療法はさまざまあります。ザッとご紹介しましょう。

・鎮痛薬のほか、精神安定剤、ビタミン剤、漢方などの飲み薬を使う治療法。
・湿布や塗り薬などの外用薬を使う治療法。
・理学療法や作業療法などのリハビリを行なう治療法。
・心理療法や鍼《はり》・灸《きゅう》などの治療法。
・温めて痛みを取る温熱療法。
・ブロック注射（痛みの原因となるところに麻酔薬を使うことで痛みの悪循環を取る方法）。痛みのポイントが明確な場合のトリガーポイント療法、神経の根元側を抑える星状神経節ブロックや硬膜外ブロックなどがある。

**いずれも、原因である病気を根治することはしませんが、痛みが取れるだけでも生活の質は大きく改善します。**

「でも、痛みを取ってラクに動けるようになったら、むしろ患部を動かしすぎてしまい悪化するのでは？」と、心配になるかもしれません。

では、痛みを取らなかったらどうなるでしょう？

痛みがあると、ちょっと動くのもつらく、外出するのも億劫になります。家にじっと引きこもっていれば、足腰の筋肉はますます衰えていき、脳や心までも衰弱していく悪循環にはまります。

このように全身に悪影響が及ぶくらいなら、痛みだけでも取ってしまうほうが、支障なく日常生活を送れるようになるのです。

ですから、躊躇《ちゅうちょ》する必要はありません。特殊な状況を除いて、医学的には、痛みを取ることはこうした悪循環を断ち切ることになるので、いいことなのです。それでも心配な場合は、まず主治医に相談し、そのうえでペインクリニックの治療を受ければいいでしょう。

ちなみに、ペインクリニックの治療で痛みが取れたあとは、しっかり筋トレをすることが大切ですよ！

## ◆「痛み」を取ることで、快適に動ける人生の期間を延ばすこともできる。

## ペインクリニックで、ベストな治療を受けるコツ

ペインクリニックを受診する前に、注意してほしいことがあります。

**それは、同じペインクリニックという名の機関でも、得手不得手があるということを踏まえて、クリニックを選ぶということです。**

たとえば、ブロック注射しかしないところもあれば、飲み薬を主な治療法としているところもあります。

痛みの種類は体質によって千差万別であり、その治療法もまた千差万別で、正解は人によって異なります。ですから、親の痛みに合ったペインクリニックかどうかを十分に吟味する必要があるのです。どう吟味すればいいのかというと、**日本ペインクリニック学会のホームページ**（https://www.jspc.gr.jp/）には、全国のペインクリニックの専門医一覧があります。各クリニックのホームページを見て、**まずはそこから、痛みに合った専門医を探すといいでしょう。**

また、特に知識として知っておいてほしいのは、飲み薬としてモルヒネを使うクリニックについてです。

モルヒネと聞くと、それだけで「麻薬だから怖い！」と多くの人は思ってしまいます。しかし、医師の処方の下で正しく使用するなら、心配はいりません。

モルヒネの投与で、それまで痛みに七転八倒していた苦しい生活が明るく一変し、救われたと涙を流す患者さんを、私もたくさん見てきました。

ただ、患者さんやそのご家族が、モルヒネを過度に恐れてしまうと、医師も本来なら投与したほうがいい治療であっても、積極的に使用を提案しないことがあります。**ですから、「必要であれば使ってください」と、治療に前向きであることを伝えたほうが、効果的な治療を受けられます。**

モルヒネにかぎらず、ほかの治療法も必要以上に恐れず、介護いらずの状態を維持するための選択肢のひとつとして、親にすすめてみるといいでしょう。

## ◆必要以上に治療を怖がらないことも、要介護を避けるためには大切。

## ヤブ医者っぽいので病院を変えさせたい！ すんなり、別の医師に診てもらうコツ

Nさんの母親は、足が痛むので近所の治療院に通院中ですが、一向によくなりません。

そこで母親に、「ほかのお医者さんに診てもらったら？」と、別の病院を受診するよう提案したところ、すごい剣幕で「そんなことをしたら、先生に悪いじゃない！」と断られてしまいました。

高齢者の中には、ご自分の健康や命に関することであるにもかかわらず、「主治医の先生に悪いから」と、人間関係を気にして主治医を代えようとしない人が多くいます。こんなときは、どうすればいいのでしょうか？

**医者の立場から言えば、いくら親が嫌がっても、やはりほかの病院で診てもらうべきだと断言します。**

医療現場では、「セカンドオピニオン」といって、ほかの病院やほかの科の医師の意見を聞くことが推奨されていますし、そういった制度もあります。

ただもったいないことに、それを知らないために「言いだしにくい」と、我慢してしまう方が多いのです。そんなときは、子のあなたが親の立場で代弁してあげましょう。

たとえば、主治医の先生に、こんなふうに相談するのです。

**「親は先生にかかっていたいそうなのですが、私としてはほかの医師の意見も聞いてもらいたいので、紹介状をいただけますか」**

そう伝えれば、たいていすんなり紹介状を書いてくれますし、親も納得します。なぜならば、親にしてみれば主治医にかかっていたい思いがあるけれど、「子であるあなたのせい」にすることで主治医の顔を立てつつ、ほかの医者にかかることができるからです。

主治医としても、自分が診ている患者さんである親本人は、医者である自分を信じてくれていると思うので、トラブルになりにくいのです。

ただ、実際のところは、セカンドオピニオンでほかの医師に診てもらっても、しばらくするとまた、もともと通っていた病院に戻ってくることがほとんどです。なぜなら、多くの場合、ほかの病院は家から遠いうえに待ち時間も長くて通いにくいからです。最初はよくても、年を取るにつれて通いきれなくなっていきます。

でも、そうやって以前通っていた病院に戻ることになった場合でも、主治医に許可を得たという経緯があれば、気まずくならずに安心して戻れるというわけです。

## ◆親のセカンドオピニオンは子が代弁してあげよう。

# 第3章

# 「認知症」だって食い止められる！

## ——進行を遅らせ、グッと落ち着かせることは可能

## 「また同じ話?」——昔の話ばかり繰り返す親。ひょっとして⁉　どうする?

「また昔の話だ!」

「毎回、自分が子どものころの話をしている」——。

実家に帰ったときに、親が昔の話ばかり繰り返すと、「ひょっとして、これって認知症の傾向なのかな?」と疑いたくなるかもしれませんね。

**ところがこれは、むしろその逆の、歓迎すべき「いいこと」なのです。**

**昔のことを思い出すことは、認知症の予防に有効**であることがわかっています。

高齢になると、新しいことは記憶しにくくなりますが、古い記憶はいつまでも消えずに残っているものです。そして、この古い記憶を何度も何度も呼び戻していると、記憶力は衰えず、認知症の傾向があっても悪化せずにすむのです。

これは、**「回想法」という、認知機能を改善するための、れっきとした訓練**

**方法**として確立されています。

ですから、親が「またいつもの昔話」を始めたら、あえてその話に乗り、いつもの話を何度でも繰り返してもらうほうがいいのです。もっと言えば、親が昔話をしなければ、**あなたのほうから「あんなことがあったよね」と、思い出してもらってもいいくらいです。**

ただ、あまり何度も何度も同じ話を聞かされると、ときにイライラしてしまうことはあります。**その対処法として、「毎日、5回までは同じ話を聞く」と、あらかじめ自分の中で決めておくといいでしょう。**

そして、6回目になったら？

どうか、「また同じ話をして！」などと責めないでください（理由は次項を参照）。「そんなこともあったねー。ところで……」と、軽く受けて話題を変えましょう！

◆**親には、どんどん昔話をしてもらおう。**

## 「親の昔話は、どんどん聞いておきなさい」と私がすすめる一番の理由

「親の昔話は、何度でも寛大に聞いてあげたほうがいい」と私が推奨するのには、認知機能を改善するという目的のほかに、2つ大切な理由があります。

まず、いざ認知症が出てきてから慌てて「回想法」を試みようとしても、**親が、「昔の話をすると、怒られる」と思いこんでいると、固く口を閉ざしてしまってトレーニングにならない**からです。2つめの理由は、**本当に認知症が悪化したら、取るに足らない昔話さえ、二度と聞かせてもらえなくなってしまう**からです。「昔はこんなこともあったんだよ」という、かけがえのない家族や親戚の思い出話が聞けなくなってしまうのは、寂しいものです。ですから親が思い出せるうちに、あたかも宝探しをするかのように、家族の昔の苦労話や武勇伝、ルーツなどを聞いてほしいのです。

**◆思い出話や自分のルーツを聞き出そう。**

# どれだけ知っていますか?「親の好きなもの」を知っておくことが認知症を防ぐ

親が好きな歌をご存じですか? 親にとっての思い出の場所や好きな花は? こんなことはこれまで、改めて親に聞く機会がなかったかもしれません。けれどもこれは、あとあと、とても大切になってくる情報なのです。

98ページで、昔を思い出して話してもらう「回想法」が、記憶力の低下や認知症の予防に効果的だという話をしました。そう、認知症を予防するには、「思い出」を呼び覚ましてあげるといいのです。

介護施設で、利用者さんたちが童謡を聞きながら、子どものころによくしたお遊戯などをしている光景をテレビなどで目にしたことがありませんか? **なぜ、あんなに子どもっぽいことをしているのかというと、多くの利用者さんの子どものころの共通の記憶だから、あえて取り入れているのです。**余談ですが、通常の介護施設で、毎日ああしたお遊戯をしているわけではありません。メディアは、よりわかりやすい風景を好んで切り取って放映するので、ああした光景を目にすることが多いだけです。

もし、あなたの親がヘビーメタル好きで、昔よく聴いていたなら、ヘビメタをかけてあげればいいのです。

昔を思い出しやすくして話に花を咲かせるには、次のようなことも有効です。

- **昔のアルバムを見て、忘れていた過去を回想してもらう。**
- **昔住んでいた場所や、思い出の場所に連れていく。**
- **好きな花や写真を飾ってあげる。なぜ好きなのか、理由も聞いてみる。**

これらはどれも、親が好きな曲や思い出の場所を知っていればこそ、できることです。だから、元気なうちに教えてもらい、記録しておいてほしいのです。

もし、親が認知症になり、それが進行してしまったら、どんなに腕のいい医師に診てもらっても、記憶を呼び覚ますことはできないのですから。

## ◆昔住んでいた場所や、好きな花、食べ物、曲、趣味などを聞いておく。

## 思い出の場所の写真や情報は〝別の意味〟でも重要になる

親の若かりしころの写真や、あなたが幼かったころの写真、昔住んでいた家の写真、家族や友人と撮った古い写真などは、どうか処分せずに手元に置いておき、ときどき親が眺められるようにしておいてください。

特に保存しておいてほしいのは、「昔住んでいた家」の写真です。**というのも、認知症になって徘徊するときに、今住んでいる家を、「ここは自分の家じゃない。家に帰りたい」といって昔の家を目指してしまうことがあるからです。**

万が一そうなったら、昔住んでいた場所は、親の行方を捜す際のヒントになります。また、親がそわそわしだしたら、昔の写真を見せて、「この家に住んでいたんだよね」と、家の周辺や家の中の様子の話などをして落ち着かせれば、徘徊を抑制することもできるからです。

◆昔の家の写真などを見られるようにしておく。

## 新しいことにチャレンジする高齢者は、認知症になりにくいって本当？

「多くの新しい体験にトライしている高齢者は、認知症になりにくい」とよく聞くので、主婦のSさんは、ことあるごとに高齢のお母さんを外に連れ出しています。近所の新しいお店はもちろん、ちょっと遠くのショッピングモール、そして珍しいイベントがあれば、一日がかりで車で連れていってあげています。

ただ最近は、なんだかお母さんがあまり楽しんでいない、いいえ、それどころか疲れているようにさえ見えます。

「せっかく時間をつくって頑張っているのになぁ……」

こう思ってしまうようなら、お互いに、少々頑張りすぎているサインかもしれません。

確かに、好奇心を持ってしょっちゅう出歩いている高齢者は、認知症になりにくいのですが、そういう方の多くは、若いころから外向的で習慣的に新しいことにチャレンジしていた人であることが多いのです。

**「もともと内向的で家にいることが多かった方」の場合は、無理に外に連れ出すのが正しいわけではありません。**なぜでしょうか?

「認知機能」を育てるには、新しいことをするのは有効です。**けれども、あまりにも新しすぎる経験や不慣れなことを強いてしまうと、脳の処理できる許容量を超えてしまい、現実に対処できなくなり、むしろ認知症が悪化してしまうのです。**

たとえば、それまで特に問題のなかった親が、「入院をきっかけに認知症気味になった」「台所を新しくリフォームしたとたんに、認知症になった」などの例は、環境の変化に脳の処理能力が追いついていけなかったのが原因です。

**ですから、新しい体験は、無理のない範囲でなければなりません。**

親がもともと内向的な性格ならば、新しいことを経験してもらうにしても、DVDなどで新作映画をすすめたり、パソコンやタブレットを購入して使い方を教えてあげたりするくらいにとどめておくのが、いいでしょう。

ひとり暮らしをしている親に、老人ホームをすすめる場合も同じです。

「そろそろ認知症が入ってきたから、早めに施設に入ってもらったほうが安心だ」と思う方もいます。けれどもホームに入れば、新しい環境での食事や風呂などの細々《こまごま》とした生活ルールをはじめ、入居者たちの名前や性格、ものの置き場所など、新たに覚えなければならないことが山ほどあります。すると認知機能が限界を超えてしまい、認知症が悪化してしまうことがあるのです。

**「自分はひとり暮らしでかまわない。気ままでいい」と親自身が言うならば、親にはギリギリまでこれまでどおり暮らしてもらうほうが、親にとっても子にとっても、幸福な結果になるでしょう。**

あとは、ときどきあなたが親の元を訪れたり、あるいは自分の家に親を招待したりして、徐々に「いつもと違う環境」に身を置くことに慣れてもらえば、親も幸せで、あなたも負担が軽くていいでしょう。

## ◆「新しい経験もほどほど」が、健康にも幸福にもいい。

## 内向的で引きこもりがちな親も楽しく外出できる、おすすめスポット

あまり外に出たがらない親を無理に連れ出すと、かえって認知症を招く危険があると前項で説明しました。内向的な人に、「コミュニティーに参加しましょう」とか、「ボランティアをしましょう」「珍しいイベントに出かけましょう」などと誘うのは、ちょっとハードルが高いのです。

そうはいっても、ずっと家に引きこもっていたのでは、精神的によくありません。有益な情報も入ってきませんし、コミュニケーション力も低下してしまいます。**やはり、少しでも外出する機会を増やすに越したことはないのです。**

**そこで、私が内向的な人におすすめしたいのは、「地域で開催されている講演会」などです。**

これなら会場に行って座って話を聞くだけですから、過度に緊張することもなく参加できます。ＮＨＫ文化センターや各新聞社のカルチャーセンターなど、

また、メディアや生協などが主催している有料セミナーも多数あります。

ときには、テレビに出演しているような有名講師が登壇することもあるので、親近感を持って楽しく参加できるでしょう。自治体などの無料講演でも、その道の専門家が話をしますから、親が興味のあるテーマなら、面白く聞くことができるはずです。

私も、地域コミュニティーの講演会や多くのカルチャーセンターなどでよく講演をしています。最近は、「会いにきたよ」と、遠路はるばる足を運んでくださる高齢者も増えてきて、とてもうれしく思っています。

講演会の案内は、新聞や地域情報誌、自治体の冊子や折りこみチラシなどに掲載されています。ただ、講演会の存在自体を知らなければ、情報にも気づけません。ですから**最初だけは、あなたから「こんな講座があるよ」とチラシなどを見せてあげてほしい**のです。一度ハードルを越えれば、あとは親が自分で積極的に参加していくものです。

## ◆各所で開催されている講演会情報を教えてあげる。

## 旅行をプレゼントするのは、いい認知症対策になる

親に旅行をプレゼントすると、親を楽しませてあげることもできますし、ついでに認知症の予防もできて、一石二鳥です。

親の負担にならない範囲であれば、新しい経験を多くするほうが認知症になりにくいというのは104ページでお話ししたとおりです。新しいチャレンジを繰り返し、行ったことのない場所を頻繁に訪れるほど、認知症を遠ざけます。ですから、「未知の場所へ旅行し、新しい経験をしてもらう」ために、旅行をプレゼントするというのは、とてもいいことなのです。

**ポイントは、どこでも使える旅行券のプレゼントは避けるということです。**というのも、どこでも行ける旅行券だと、高齢者はたいてい行き慣れたところを選んでしまうからです。「どこそこへの旅行」と、行き先をこちらで決めてしまったほうがいいのです。

もちろん、「親に旅行をさせる余裕はない」という方もいると思います。その場合は、もっと手軽に「スターバックスで使えるプリペイドカード」とか、「映画のチケット」などを贈るのです。親にとってそれが「新しい経験」であるなら、旅行するのと同じような効果が期待できます。

もちろん、「行ってみたけれど、スターバックスは、私には合わないわ」とか、「せっかくの映画だったけど、難しくて……」などと残念な感想をあとで聞かされるかもしれません。

**けれども、親がその経験を気に入るかどうかは問題ではないのです。親が、「新しい経験をした」こと自体が重要なのです。**後日、それがどんな経験だったのか、どこが面白くて、どういう点が好みに合わなかったのかなど、その感想を聞かせてもらえば、親の記憶が呼び戻されて回想法（98ページ参照）の効果も得られ、一石三鳥になるのです。

◆親に「新しい経験」を贈ろう。

## 旅行先をいろいろ提案しても喜んでくれないのは、なぜ？

女性管理職のYさんは、有給が取れたのでたまには親孝行をしようと、母親と一緒に旅行することを計画しました。

「さて、どこに行こうか……？」

Yさんは、候補地を6、7カ所選び、「どこがいい？　どこでも好きなところを選んでね！」と母親に提案しました。

ところがお母さんは、なかなか「ここがいい」と決めてくれません。

「ねえ、どこか選んでよ。もう旅館を予約しなきゃいけないし」

「ええ～、別にどこでもいいわよ……」

「私は、お母さんが行きたいところに連れていきたいのよ」

そんなやりとりをしているうちに、つい口論に。しまいには、「いいよ、旅行なんて行かなくて！」となってしまいました。

たくさんのプランの中から、自由に好きなところを選ばせてあげたいという気持ちはわかります。ただ、これは高齢者にとっては、あまり親切な方法ではありません。**年を取ると脳が認知できる量が少なくなり、たくさんの選択肢の中からひとつを選ぶことが、難しくなるからです。**ですから、たくさんの選択肢を用意すると、かえって負担になってしまうのです。

ならば、親に、本当に行きたい旅行先を選んでもらうには、どうすればいいのでしょうか？

**それには、「2つか3つの、少ない選択肢から選んでもらうこと」――これを何回か繰り返して、徐々にしぼっていくのがいいでしょう。**

たとえば、「『温泉』と『海』と『美術館』だったら、どこに行きたい？」と、まずは、2つか3つの選択肢から大まかな方向性を選んでもらいます。

そして「温泉ね」という答えが返ってきたら、「距離的に草津温泉か、箱根温泉かな。どっちがいい？」と、また2つか3つの中から選んでもらいます。

「うーん、箱根は去年行ったから、草津かな」

こんなふうに、選択肢を2つか3つにしぼって質問していってあげれば、親はすんなりと自分の希望の場所を選ぶことができるのです。

買い物をする際も、同様のことに気をつけてあげるといいでしょう。

たとえば、洗濯機を買う場合。高齢者にしてみれば、「値段」「性能」「省エネ率」「ブランド」と、いろいろ基準がありすぎて、どれを選んでいいのかわかりません。見知らぬ店員さんに教えてもらったところで、その違いもすぐに理解できないし、高い商品に誘導されそうで怖い。ですから、ひとりで家電量販店に行くと、結局、何も買わずに帰ってきてしまう高齢者が多いのです。

**こんなとき、信頼できる店員さんを見つけておけば、「これが一番使いやすいですよ」と選んでもらえてラクです。そういう店員さんがいない場合は、子であるあなたが「○○社の××という機種を買うといいよ」と、銘柄まで指定してあげてください。**そのほうが、親は安心して買えるでしょう。

**◆高齢者は多数の中からひとつを選ぶのが苦手。選択肢は3つ以内に。**

## こんな初期症状に気づくことが大切

認知症の進行を遅らせるために大切なのは、「認知症の初期症状」を早めに察知することです。

認知症の初期症状は、20代や30代の若い人にもよくある〝たんなる物忘れ〟と似ているので、判断しづらい面はあります。しかし、認知症では、物忘れの頻度がはるかに増えてきます。同じことを何度も言ったり、人やものの名前を忘れたり、計算間違いをしたり、「前と比べておかしいな」という違和感がひとつの指標になるでしょう。

では、**怪しいなと思ったらどうするか？　それは認知症の専門医にかかるのが一番なのです**。行きにくいとか、近くにいないときは、今かかっている主治医に相談するのがとりあえずの最善策です。

◆認知症は「初期段階」で気づくことが大切。

## 嫌がる親に、認知症の検査を受けてもらうコツ

嫌がる親に認知症の検査を受けてもらうのは、なかなか難しいものです。

高齢者は、本当に認知症の疑いがあるときには、認知症の検査を嫌がりますが、ほかの多くのメニューと一緒であれば、抵抗なく受けてくれるようです。

たとえば、**「お母さんの血圧や血糖値の検査のついでに、物忘れの検査に2人で行ってみよう」**と提案してみるといいでしょう。子どもも一緒に行くというと、喜んで出かけてくれるものです。

あるいは、かかりつけの医師や、親が信頼している医師がいれば、その先生から**「そろそろ一度、物忘れの検査もしておきましょう」**と、口添えしてもらうとスムーズにいきます。

信頼する医師のひと言で、今まで嫌がっていたのが嘘のように、あっさり受診してくれたりするものです。

検査を嫌がる親を説得するときに、子であるあなた自身が気をつけたいことは、本心を隠しすぎないようにする、ということです。

本音では、「このまま認知症になられて苦労するのは避けたいな。だから早く検査してほしい」と思っている。けれど、あからさまに面と向かって「介護するのがイヤだ」なんて言うのは親に悪いと思っています。

それなのに、本心をおくびにも出さず、「お父さんのために検査は早くしたほうがいいよ」と言っても、それが本音でないことは親も見透かします。すると、「どうせ介護がイヤなんだろ！」と、抵抗感を抱くのです。

本当に説得したいなら、ある程度は正直な気持ちを、親を傷つけないように伝えることも必要です。

**「将来お父さんが認知症になったときに、どうしていいか不安なの。私のためにも、一度検査を受けてみない？」という感じです。**

**◆親を説得するためには、自分の不安を素直に伝えよう。**

## それでも検査を受けてくれない
## ――あせる必要はありません

「父が認知症かもしれないんです。心配だから、平松先生が教えてくれたように、血圧の検査がてら、一緒に記憶力テストを受けようとか、物忘れ外来を受診しようと誘うのですが、父はまるで応じてくれないんです」

こんなとき、どうすればいいのでしょうか?

確かに、**突発性正常圧水頭症など一部の病気による認知症なら治療で改善できる**ので、早期発見するに越したことはありません。

けれども、「早くわかれば準備ができるから」と説明しても嫌がる親を、無理に物忘れ外来などに連れていく必要はなく、できる範囲でいいのです。

なぜ、すぐに連れていかなくてもいいのでしょうか?

まず、なぜ、親は検査を嫌がるのでしょうか?

ちょっと当人の立場に立って考えてみましょう。

現在の医学では、認知症を根本から治すことはできません。薬も治療法も、まだ存在していません。ですから、当人にしてみれば、ちょっと早めにわかったところで、どうしようもない。**つらい現実を突きつけられて絶望したくないから、「診断を受けたくない」と思ってしまうのも、無理からぬことでしょう。**

仮に、早めに診断を受けて認知症の初期症状に気づけたとしても、親が絶望から自暴自棄になってしまえば、医師のアドバイスをまったく聞かなくなってしまうこともあります。

以上のことから、認知症かどうかが微妙な段階のときに、無理に診断テストを受けさせるメリットは、さほど大きくないといえます。親が嫌がるならば、無理強いはせず、マメに連絡を取りながら、進行が加速していないか確認する程度にとどめておけばいいでしょう。当人が自覚すれば、それからでも認知症への対処はできます。それまでは、決してあせる必要も、心配しすぎる必要もありません。

## ◆認知症を無理やり早期発見しようとあせる必要はない。

## まさか子どもの名前を忘れるなんて! ショック回避の対策

あなたの親は、まだあなたの名前を覚えているでしょうか?

バカなことを言わないで……と思うかもしれません。

**でも、たとえ自分の子どもの名前であっても、「名前」というのは、人の記憶から消えやすいものなのです。**これは、あなた自身の心を折らないためにもぜひ、知っておいてほしいことです。

たとえばあなたは、小学校のころの友人の氏名をハッキリ覚えていますか?「顔はわかるし、どんな子だったかも、手をつないだことも覚えている。でも、名前はなんだっけ?」という人が多いのではないでしょうか。

若い人でさえ、**人やものの名前は、記憶しておきにくいものなのです。**ですから認知症気味になると、たとえ我が子であっても「顔はわかるのに、名前が出てこない」ということが起こり得るのです。

では、親に自分の名前を忘れさせないためには、どうすればいいのでしょうか？

人の記憶は、日々意識するものは忘れにくいという特徴があります。小学校時代の同級生の名前はほとんど忘れてしまったのに、家族の名前をしっかり覚えているのは、その名前を日々意識することが多いからにほかなりません。

**ですから、親に自分の名前を忘れないでもらいたければ、何度もあなたの名前を呼んでもらう機会をつくるのです。**

離れて暮らしているなら、なるべく実家に帰って、あなた自身が「智也だよ」「順子だよ」と、自分の名前を何度も繰り返し、言って聞かせることです。

もうひとつ、人の記憶には、感情がゆさぶられたことは定着しやすいという性質もあります。ですから、喜ばせたり楽しませたりして「感情を動かすこと」が重要です。親の好物をお土産に買っていって、「ただいま、順子だよ！

お母さんの好きな羊羹《ようかん》を買ってきたよ!」と、親の「喜び」の感情をゆさぶれば、名前も強く記憶されるでしょう。

**さらに、「五感」も刺激するとなおいいでしょう。**

たとえば、食べ物の香りをかいでふと遠い昔の出来事を思い出すことがあるように、香りと記憶も結びつきが強いのです。

ですから、一緒に潮風の香る海辺を散歩したり、焼きたてのパンを買いにいったりしてみる。

もし外出が難しいなら、一緒に料理をして、いい香りのお茶を淹《い》れて楽しい会話をすれば、記憶の定着には、さらに効果的です。

## ◆会うときは親を喜ばせることが、子の名前を忘れさせないコツ。

## 認知症の検査以前にやっておきたい、予防に「効果絶大なこと」

さて、ここまでの項目で、認知症の早期発見が大事であること、いかにして親に検査を受けてもらうか（ただし、無理強いは禁物）についてお伝えしてきましたが、それ以前に、もっと優先したほうがいいことが別にあることを知っておいてください。

**それは、認知症の原因となり得る「糖尿病や高血圧などの治療をすることが先決だ」ということです。**

糖尿病や高血圧になると、全身の血流が悪くなり、認知症の原因となることが明らかになっています。

また、脳梗塞《こうそく》や脳出血、くも膜下出血など、脳の血管の出血やつまりによって起こる認知症を「脳血管性認知症」と呼んでおり、認知症患者の約４分の１が該当するといわれます。

脳血管性認知症の特徴は、脳梗塞や脳出血などの症状が起こるたびに、認知症も進行していく点です。

**逆にいうと、血圧を改善し、脳血管に負担をかけないようにして再発を抑えれば、認知症の進行も防ぐことができるわけです。**

ちなみに、糖尿病や高血圧、脳梗塞、くも膜下出血、脂質異常症など、あらゆる生活習慣病の大元の兆候として現れるのが、「脂肪肝」です。

脂肪肝の兆候が出てきた時点ですぐに対処すれば、多くの生活習慣病をまとめて防げる可能性が高いでしょう。

そして、糖尿病や高血圧に進行してしまっていたとしても、それぞれ有効な治療法がすでに確立されているのですから、そうした確実にできる対処をするほうが、結果的には認知症のいい予防になるのです。

## ◆あらゆる生活習慣病の予防をしよう。

## 認知症になった親の口座から、親の介護費用を引き出せない!?

ひとり暮らしをしていた親が、認知症になってしまったようだ。とりあえず、親を介護施設に入れるお金を工面しなければいけない。でも、どうする？　親の口座からお金を引き出すことはできるのでしょうか？

**親が認知症になり、暗証番号がわからなくなってしまえば、たとえ実の子であっても、親の銀行口座からお金を下ろすことはできません。**

では、認知症の親を銀行に連れていって事情を説明し、「お金を下ろさせてほしい」と頼んだらどうでしょうか？　銀行にしてみれば、それが本当に親の意思なのか、それとも目の前の人物が、親のお金を騙《だま》し取ろうとしているのか判断がつかないので、原則、銀行は引き出しの許可をしません。

こうなると、介護施設に入れてあげたくてもできない、ヘルパーを頼んであげたくても頼めない、親の生活費も子が工面しなければならない、といった事態になってしまいます。

**そんな困った状況に陥ることを防ぐには、あらかじめ、「成年後見人」制度と「家族信託」制度を利用しておくといいでしょう。**

「成年後見人」は、2000年に施行された制度です。〝親が現在の生活水準を継続できるように、後見人が、預貯金の解約から施設の入所などの意思決定を行なえる〟というもので、「任意後見」と「法定後見」の2種類があります。

任意後見は、親本人が元気で判断能力があるうちに、将来、自らの判断能力が低下した場合に備え、子や信頼できる人物を任意で選び、任意後見契約を結んでおくというものです。

法定後見は、認知症などですでに親の判断能力が不十分な状態の場合に利用されます。申し立てにより、家庭裁判所によって選任された弁護士などの第三者が、後見人として本人に代わって財産などを守り、支援する制度です。

ただし近年、その専門家が家族の意向を無視し、財産を私的に利用するなどのトラブルが起こりましたので、任せきりには気をつけましょう。

子が親の成年後見人になっていれば、子は親の財産を管理することになりますので、口座からお金を引き出すことも可能になります。

**しかし、「施設に入るために家を処分する」とか、「車を処分する」といった親の生活環境を大きく変えることには、行使できません。**なぜなら、〝委任者である親の現在の生活水準を継続させること〟が、この制度の目的だからです。仮に、親の健康状況が悪くなって、入院が必要な状態になったとしても、です。**「家を処分して施設に入る手配をする」といった、親の生活を大きく変える可能性が生じる場合は、家庭裁判所への相談が必要になります。**

いずれにしろ、子が親のために成年後見人制度を利用するには、まず、家庭裁判所に必要書類を送り、面談を経て契約書を作成し、法務局に登記するという手順が必要です。家庭裁判所で確認してみるといいでしょう。

## いずれ家や車を処分する予定なら「家族信託」を

財産の処分が自由にならない後見人制度に対して、「家族信託」は、親があらかじめ、自分の所有する金銭や不動産の使用目的を決めておくことができる制度です。

たとえば親が、「将来、自分の家を売って、自分が施設に入る資金にしてもいい」と決めておけば、のちに親が認知症になって取り決めた内容を忘れてしまったとしても、子がその意思を引き継いで手続きをすることができます。

家族信託をする場合、必要なのは契約書を作成し、それを「公正証書」にする手続きです。信頼できる司法書士や、弁護士などに相談することが第一でしょう。

**両制度は同時に申請できますので、〝成年後見人、および家族信託〟としておいたほうが、親にできることが増えます。**できれば、両方申請するといいのですが、面倒なら、家族信託だけでもしておくといいでしょう。

## ◆親が70歳になったら、「成年後見人」と「家族信託」を考える。

## 認知症の病院選びのポイントは？

いざ、認知症の専門医を選ぶ段になって難しいのは、医師によって治療方針が異なる点です。

一般的な内服薬の治療を行なう医師もいれば、処方薬の量を調整してサプリメントも併用する治療法などもあります。ですから、ある医師の治療は合わないけれど、ほかの医師の治療だとすごく調子がいいということが起こるのです。**認知症の患者さんを第一に大切にするのか、介護する人を大切にするのかも、医師によって違います。**もちろんどちらも大切なのですが、ときには「患者」か、「介護する人」か、どちらかを優先しなければならないときがあります。

そんなときに、認知症の患者さんを第一に大切にする医師は、「あれもこれも頑張りなさい」と、ご家族に指示します。

言っていることは正論ですし、患者さんのことを思えば、できることはすべてしてあげたいのは確かです。そうやって鼓舞してもらうことで介護する人も頑張ることができて、患者さんもラクになるという一面もあります。

でも、介護する人にも限界があります。医師から頑張れと言われた介護者のほうは、心身のつらさやプレッシャーに押しつぶされてしまうこともあります。

一方、「介護する立場のご家族に無理のない範囲で、介護ケアをしていきましょう」という方針の医師もいます。介護する立場のご家族の負担は軽減しますが、「こんな程度でいいのかな？　もっと何かしてあげられるのでは？」と思ってしまう面はあります。

病院選びにおいては、こうした医師の治療方針のほか、ネームバリューや、病院の規模、検査機器の充実度など、いろいろ気になって迷われるでしょう。

**ただ、私が病院選びで考慮してほしいのは、次のことです。**

認知症は、薬を飲めばすぐに治るという病気ではないため、長く治療を続けることが必要な病気です。そして大病院であろうがなかろうが、治療内容はさほど変わりません。最先端の医療機器があるところが、必ずしも優れた治療をしてくれるわけでもありません。

さらには、大病院に行って苦労してしまう人のほうが多いという現実もあります。**なぜなら、大病院だと受診間隔や時間も病院の都合に従わなければなりません。普段から介護が必要であったり、ほかの持病を併発していたりする親と、毎回、病院の都合に合わせて受診するのは思いのほか負担になります。**待ち時間が長いため、親が待っていられなくて、どこかに行こうとすることもあります。主治医も転勤や移動で代わってしまうこともあります。

そうしたもろもろのことを納得のうえで、大病院での治療を選択するならいいのですが、いざ経験してみないとわからない部分もあり、なかなか事前に納得するというのは難しく、結局、通えなくなってしまうという現実があります。

ですから結論としては、家の近くで通いやすく、話をしてみて信頼できる医師を選ぶことがポイントになってくると思うのです。

### ◆「通院に便利かどうか」は、非常に重要。

## 認知症が出たら、今すぐ同居するべき? 迷う間は〝雪国式〟で

会社員のEさんには、実家でひとり暮らしをしている母がいます。その母親に最近、認知症の傾向が出てきました。どうも物忘れが多くなったようです。とはいえ、まだ施設に入ってもらうほどでもありません。ならば親と同居しようかと思うのですが、妻や子どもたちはあまり乗り気ではありません。

こんな場合は、家族を説得するべきか否か、どうしたらいいのでしょうか?

個人差が大きいのですが、Eさんの親御さんのように、物忘れが多くなった程度であれば、同居や介護施設への入居が必要になるまでには、あと数年くらいは時間的猶予があります。**たとえひとり暮らしであっても、ほぼ問題なく生活できるものです。**友人の名前を忘れてしまったとしても、長年住んでいる家のトイレの場所を忘れてしまうようなことはありませんし、スーパーも行き慣

れているので問題ありません。**日ごろ習慣的にしていることは、少々、記憶が衰えても安定的にできるのです。**

ですから、**親の認知症が初期の段階であれば、試しに「冬の間だけ同居してみる」**などというのはいかがでしょう?

これは実際に雪国ではよく行なわれている方法です。**「一生、同居しなければならない」というプレッシャーがない分、お互いに譲り合いながら暮らせますし、「どうしても無理」という場合には、同居をやめることも比較的簡単にできます。**いきなり「実家を売り払って同居」とか、「家を増改築して同居」とかを始めてしまうと、あと戻りできません。せっかく同居したのに、「妻と母親がうまくいかない……」ということもよくある話です。

まずは同居する妻や夫、特に、親の世話をしてくれる人の意見を優先して、期間限定でいろいろなパターンを試して、それから決めるといいでしょう。

### ◆親との同居は、一定期間の「プチ同居」でお試しして決めればいい。

## つらさを軽減するポイントは「BPSD」にあり

親が認知症になったら、どうなるのでしょう?

物忘れがひどくなり、過去の記憶がなくなっておかしな行動を取るようになる。お金の管理はもちろん、食事もまともにできない……。

想像しただけでも、可哀想です。お風呂も自分で入れなくて介助が必要になり、歯磨きや着替えを毎日手伝ってもらわなければならなくなります。

気丈な親ほど、そうした手伝いを嫌うでしょう。もちろん子の自分にも生活があるわけで、親の介助をしながら今の生活を維持するのは難しい……。

**でも安心してください。多くの場合、認知症は急には進みません。たとえば、最も多いアルツハイマー型認知症だと、発症してから約3年の時間をかけて「中期」の段階に進みます。**そして、そこから、さらに4~5年かけて、日常生活を送ることも難しい「重度」に進行していきます。

ですから、通算7～8年の「猶予期間」はあります。個人差はあるものの、1～2年で急に深刻な状態に陥るわけではないのです。

**この初期段階でしっかりした対応をすれば、「BPSD（行動・心理症状〈周辺症状〉）」という大変な症状を、ある程度抑えることができます。**

認知症のメインの症状（中核症状）とは、記憶障害や言葉が出てこなくなる失語、うまく行動できなくなる失行、そして判断力などの障害です。

「行動・心理症状」とは、中核症状である認知機能が落ちることに伴って生じる周辺の症状のこと。徘徊《はいかい》、うつ、妄想、暴言・暴力、過食、食べてはいけないものを口にしてしまう異食、不潔行動、拒絶……などの二次的な症状で、家族・介護者との関係や、もともとの本人の気質などによって、現れ方は異なります。**そして、この周辺の症状のほうが、中核症状よりも本人や周りの人にとってはつらく、疲弊させるのです。認知症の進行を遅らせ、行動・心理症状を軽減するコツを**見ていきましょう。

## ◆認知症になったら「行動・心理症状」を抑えよう。

## はたから見れば「治った」と思うレベルを維持することは可能

はたして認知症は、治すことができるのでしょうか?

医学的には、認知症はごく一部のタイプを除いて(117ページ参照)、治らない病気とされています。しかし、予防することは可能です。最も大事な予防については、122ページからを参照してください。

そして、すでに認知症が発症しているとわかった場合でも、ガッカリしないでください。**認知症の中核症状は治せなくても、行動・心理症状(周辺症状)である徘徊や暴言をなくし、落ち着いた状態にすることは可能だからです。**このことにより、ずいぶん介護ケアをしやすくなった人も多くいます。

ある認知症の女性患者さんは、白内障と糖尿病による目の奥の出血(糖尿病網膜症)があったため、認知症外来のほかに、眼科医である私の元にも定期的に受診にいらしていました。

車イスで来院しなければならないうえに、検査しようとすると暴れだすため、とても診察できる状態ではありませんでしたが、旦那さんの献身的なサポートで、なんとか診察できる状態にしていただいていました。当時のご家族の苦労は、相当に大きかったと思われます。

ところが、認知症の主治医の先生が、その女性患者さんとうまくコミュニケーションを取って、薬を調整してくれました。**そして、「後頭部を触ると手が出る」「後ろから声をかけると暴れる」などといった周辺の症状を引き起こすきっかけになる行動を探り当て、その情報を、ご家族や介護士、私たちと共有していってくれたのです。**

この情報により、その女性患者さんが暴れだすきっかけとなる行動をかなり減らしていくことができ、患者さんの状態もだんだん穏やかになっていきました。暴れなくなったので、私も、これまでできなかった精密検査を行なえるようになり、ついには、局所麻酔をして白内障手術ができるまでになったのです。

もちろん、今でも人の名前を忘れてしまったり、話が合わなくなったり、目薬を自分で差すのが難しかったりすることは、相変わらずあります。けれども、普段の生活に大きな支障をきたすことはないので、介護をするご家族の負担は、大幅に軽くなったのです。

今では、はたから見れば、「治ったのかな？」と思うほどのレベルを維持できています。患者さんのご家族にしても、困った状態ではなくなったという点においては、「認知症が治ったのも同然」と思えるでしょう。

ですから、たとえ親が認知症と診断されたとしても、「認知症は治らない病気だ」などと悲観して希望をなくしてはいけないのです。

**適切に対処すれば、かなりの期間、さほど不自由なく生活できると理解してほしいのです。**本書で、よりよい状態、よりよい生活が可能になる道を選択していきましょう。

## ◆徘徊や暴力も、対処次第で収まることがある。

## 徘徊して行方不明になったらすぐに連絡。予防は靴にGPS

親がちょっと認知症気味かなと心配し始めた矢先に、徘徊していなくなってしまった！　30分かけて近所をすべて捜したけれど、見つからない——。

さあ、あなたならどうしますか？

いざこうした場面に直面すると、「もう少し待てば戻ってくるかも……」「周りに迷惑をかけたくない」「おおごとにしたくない」と、じっと帰りを待ってしまう人がほとんどです。

**でも、重要なのは、「一刻も早く警察に連絡する」ことです。届けを出すのが遅くなればなるほど、命を落とすようなさまざまリスクが出てくるからです。川に落ちて溺死してしまったり、冬なら凍死してしまったり……。**

目安として、20〜30分捜しても見つからなければ警察に連絡することです。

そんなに早く？　と思うかもしれませんが、バスや電車などに乗ってしまう前に、手を打つことが重要なのです。

また、「徘徊なんて重い認知症の人の行動だろう。自分の親は、まだ認知症かどうかも微妙だから大丈夫」と思いこむのは間違いです。重度の認知症になると、自分で動き回ることも難しく、そもそも徘徊できません。

**徘徊するには、「ある程度の運動機能が保たれている」「記憶や判断があいまいである」「けれども行動的である」という条件が必要です。そのため、末期より早期のほうが起こりやすいのです。実際、徘徊者の約４割は、早期の認知症です。**

現在は、警察から市町村やタクシー会社などの組織へ連絡が届く「徘徊高齢者ＳＯＳネットワーク」といったシステムがある地域もあります。事前に登録しておけば発見が早くなるので、お住まいの市町村役場に確認してみてください。

あるいは、親にスマートフォンを持たせ、ＧＰＳを作動させておくといいでしょう。認知症でも、クセで持ち歩く人は多いのです。

また、頻繁に徘徊があり、毎回靴を履いて出かけているなら、**靴に入れておくGPSがある**ので活用してみてください。

## ◆行方不明になったら、20分後には警察に連絡。

第4章

# 親を「事故、詐欺、孤独感」から守る

——離れていても、安心はプレゼントできる！

## 車の運転をやめてもらうタイミング

70代後半のMさんのお父さんは、大の運転好きでなかなか車の運転をやめようとしません。そして、先日、ついに信号無視をして減点処分に……。

本人は「たまたま赤信号を見落としただけだ」と言っていますが、このままだといつか事故を起こしてしまうでしょう。そこでMさんは、父親に免許を返納するよう、母親と一緒に説得するとのことです。

**Mさんの判断は、賢明です。もし事故を起こしてしまったら、ちょっとした接触でも、高齢者の場合は大怪我になりがちです。**さらに人身事故を起こせば、人生の晩年に大きな後悔を背負うことになるでしょう。

高齢者による交通事故の原因として多いのが**「信号無視」**です。というのも、高齢になるほど眉や瞼《まぶた》の皮膚が瞳孔《どうこう》（瞳、黒目の中央部分）を覆《おお》うように垂《た》れ下がってくる「眼瞼下垂《がんけんかすい》」や「眉毛下垂《びもう》」になるからです。いくら視力がよくても、瞼の皮膚が上方の視界を塞いでしまうので、高い位置にある信号や道路標識を見落とすことが増えるのです。

中でも大事故につながりやすいのが、一時停止標識の見落としです。警察庁交通局の発表によると、一時不停止による死亡事故は、高齢者によるものが、それ以外の年齢の2倍にのぼります。

都会なら道路にも「止まれ」と書いてありますが、郊外では書かれていない道路も多く、標識がなくて赤い点滅信号だけで一時停止を知らせているところもあります。こうなると、高齢者はさらに見落とすことが増えてしまいます。

スピード違反やわき見運転の件数は、高齢者も若い人もさほど変わりません。年を取るとボーッとしたり、キレて危険運転をしたりすると思われがちですが、大多数の高齢ドライバーはそれなりの運転技術を維持しています。

**けれども、肉体的な問題、特に視界の問題だけは、技術では補えません。ですから「信号無視」や「一時停止無視」の兆候が出てきて、目の治療が難しいようなら、運転から引退してもらうべきだと思うのです。**

あごを引いてまっすぐ正面を向いたときに、瞼が瞳孔にかかっておらず、瞳孔が全部見えているか——親の目をチェックしてあげましょう。

まだ中年であっても、しょっちゅう目をこする人やコンタクトレンズをしている人は要注意です。眼瞼下垂は、手術で上方まで見えるようにすることができますので、思い当たる方は検討してください。

**さらに、高齢になると緑内障に罹る率も高くなります。**

70歳を超えると10人に1人が緑内障になります。緑内障は視野そのものが欠けてしまうので、信号を見逃してしまうのです。現代の医療技術では緑内障の進行を抑えることはできても、完治させることはできません。ですから、安全運転のためにも、緑内障の早期発見が大切なのです。緑内障は、自分では見えていないことに気づきにくいので、眼科での詳しい検査が必要になります。

## ◆信号無視や一時停止無視は、運転引退時期を知らせるサイン。

## 高齢者こそ、横断歩道を！

眼瞼下垂の方は、夕方の外出にも気をつけてください。

**上方の視野が悪いうえに、腰が曲がって〝ねこ背〟になっていれば、信号を見上げることが困難です。**しかも、歩くスピードも遅くなっていますから、道路を渡っている途中で信号が赤に変わってしまいがちです。

それにもかかわらず、横断歩道まで遠くて面倒だからと、横断歩道のないところを渡る習慣があって、いざ事故に遭えば、過失を問われかねません。**身を守るためにも、横断歩道を渡る習慣づけを。**特に、午後6時以降は暗くなるうえに、帰宅ラッシュで交通量が増えます。そのため夕方6時以降は、高齢者の死亡事故が最も多い時間帯となっています。

◆横断歩道を渡る習慣をつけ、夕方の外出を控えてもらうと安全。

## 振りこめ詐欺から親を守る

「特殊詐欺《さぎ》」といわれる、オレオレ詐欺や架空請求詐欺などの総数自体は、以前より減少傾向にあります。**しかし、高齢者を狙うオレオレ詐欺にかぎっては、増加しています。**かつて流行した、単純に子や孫を名乗る手口から変貌を遂げ、今では警察や公共機関を騙《かた》るものまであり、どんどん複雑で巧妙な手口になっています。あなたの親は大丈夫でしょうか？

子の立場からしてあげられる対策を、いくつかご紹介しましょう。

**実は、こうした詐欺は、ほとんどが固定電話にかかってきます。**

現在、固定電話を使っているのは高齢者の方が多く、詐欺グループの間では引っかかりやすい人や、家族状況などの詳細なリストが出回っています。

そのせいもあり、詐欺集団は固定の電話番号を狙ってきます。つまり、やみくもにかけてきているわけではなく、息子や孫の名前、年齢、ときには資産状況まで把握して嘘をついてくるので、ますます見抜きにくくなっているのです。

こうした状況から、高齢者向けに詐欺対策の機能がついた固定電話も販売されています。たとえば、かかってきた電話に出る直前に、「迷惑電話防止のために録音します」とメッセージが流れるものや、会話内容を自動録音してくれるものがあります。しかし残念なことに、高齢者向けにもかかわらず取扱説明書の文字が小さく難解なものが多く、親世代が使いこなすのは難しいのです。

**私が提案する一番簡単で効果的な対策は、つねに「留守番電話にしておくこと」です。**

ひょっとしたら緊急の要件や、子ども、知り合いからの電話もあるでしょう。それでも留守電に録音されたメッセージを聞いてから折り返し電話をかけるようにすれば、詐欺被害を防げます。

また、留守電に録音しておけば、待ち合わせ場所や時間などのメモ代わりになるので、記憶力が衰えてきた親にとっても好都合でしょう。

留守電ならボタンひとつで操作できるので、親世代も比較的簡単に扱えます。

## 親が携帯電話やスマホを使っている場合は？

この場合の一番の対策は、「知らない相手」と「知っている相手」の着信音を変えることです。ただ、親が自分で着信音の設定を変更できないことがあるので、あなたが変更してあげると安心です。高齢者は電話でやりとりする相手の人数があまり多くないので、手間も時間もさほどかからないでしょう。

また、**親がよく電話で話す相手を住所録に登録しておく、**という方法もあります。電話がかかってきたときに相手の名前が表示されれば、知っている相手からの電話かどうか、すぐにわかります。**そうした設定もできない場合、最低限、親にお願いしておきたいのは、やはり「かかってきた電話には、直接出ない」こと。**オレオレ詐欺も、相手が出なければ騙しようがありません。留守番電話を設定しておき、メッセージを聞いたあとで必要なら折り返すようにしてもらうといいでしょう。

**◆電話は、基本、留守電設定にしておく。**

## バリアフリー・リフォームの悪徳業者から親を守る
### ——業者選びと優先箇所

「バリアフリー」という概念があります。その主たる目的は、生活する室内の障害を取り除いて、安全で使いやすい状態にすること。ほんの数センチの段差でも、高齢者にとっては、若い人が階段を上り下りするのと同じくらいの億劫さを感じるのです。また、つまずいて転べば、骨折して寝たきりになるかもしれません。**そうしたリスクを低減するために、段差をなくしたり、エレベーターを設置したりするのです。**腰が曲がり、背丈が縮んで高い棚に手が届かなくなれば、低いところに棚を新たにつくるといったことも含まれます。

Cさんのお母さんは、リフォーム業者にすすめられて、バリアフリーの工事を決めました。「安心で安いですよ」という売り文句につい乗ってしまったのですが、やってみたら大失敗！　当初、想定していた以上に高額な費用がかかったうえ、立てつけも悪いし、使い勝手も前より悪くなってしまったのです。

結局、再度、工事をしなければならないはめに……。

私の知る患者さんだけでも、何人かこうした被害に遭っています。もちろん優良なリフォーム業者もありますが、**突然、個人宅に来訪してまでバリアフリーをすすめるような業者は、まず信用できません。**リフォーム業者にそそのかされ、せっせと貯めていた虎の子の預金を騙し取られる高齢者が増えています。

このようなことを防ぐには、子のあなたが必要な知識を身につけ、親の相談役になってあげることが重要でしょう。**親にそれとなく「リフォームで騙す業者が多いそうだ」という話をしておいて、予防線を張ればいいのです。**

バリアフリー工事を検討するなら、訪問してリフォームをすすめるような業者は安易に信じないことです。そして**「建設業許可」**を持っているか確認してください。建設業許可は、いくつかの条件を満たしていないと取得できませんから、ある程度の判断基準になります。同時に数社から相見積《あいみつ》もりを取って比較検討したうえで業者を選定するといいでしょう。ちなみに、水回りやキッチンは、リフォームするとピカピカによみがえりますから、業者がよくすすめてきます。

しかしその費用は、数十万円、ときには100万円単位でかかります。完成すれば、「きれいになった！」と見た目の満足感はありますが、**肝心の、高齢者の不自由な体を補助する実質的なメリットは、あまり大きくありません。**

家の中で起こる高齢者の事故で一番多いのは、「キッチンの火をうまく使えなくて火事を起こす」でも、「お風呂場で滑って転ぶ」でもなく、**「階段や敷居につまずいて転ぶ」というのが圧倒的に多いのです。また、玄関に段差があって外出しにくいと、出無精になってしまい、認知症を誘発します。**

ですから、優先すべきは、「階段に手すりをつける」「玄関の段差を少なくする」といった地味な工事のほうなのです。バリアフリー工事の本来の目的を、きちんと踏まえたあなたがアドバイスしてあげれば、親は悪質リフォーム業者に騙されないですむのです。

**◆リフォームは、手すりの設置と段差をなくすことを優先。**

## 「ネットショッピング」を日々の買い物に使ってもらうには？

Ｉさんの母親は、糖尿病の影響で脚が悪くなり、外出しにくくなっていました。そうなると困るのは買い物です。

ときには冷蔵庫の中が空っぽで、ろくな食事をしていないこともあります。本当はＩさんが買い物を代行してあげたいのですが、遠方に住んでいるのでそれもできません。

そのうち、お母さんは無理をして出かけ、転んで膝を擦りむいたので、「骨折でもしたら大変！」と心配したＩさんは、商品を自宅まで配達してくれるインターネット通販を親に教えようと思いました。

実家の近くのスーパーでも導入していたので、Ｉさんは奮発してタブレットをプレゼントし、使い方を教えたのです。

ところがお母さんは、それをまったく使いません。

「大丈夫よ」と、結局、よろよろと自分で買い物に行ってしまうのです。

買い物の負担を少しでも減らすために、ネット通販を活用してもらいたいIさんの気持ちはわかりますが、それは無理かもしれません。

実際に私自身も、いくつかのスーパーの高齢者向けのインターネット宅配サービスを試してみたのですが、**せっかく買い物カゴに入れた商品も、一定時間内に会計をすませないとタイムアウトになってしまうなど、大手スーパーのものでも使い勝手がよくない**のです。

クレジットカードの登録や、配達時間を指定するにも、インターネットに慣れていない、判断や入力の遅い高齢者にはひと苦労でしょう。

また、主に商品画像が大量に掲載されたチラシを見るので、それなりに料金を払って十分なインターネット環境を整えないと、買い物中に通信速度が落ちて見られなくなってしまうこともあります。

こうしたもろもろの理由から、ネット通販を利用する高齢者はかぎられていると思われます。

何より、高齢者は、現物を見ずに品物を買うことに抵抗感があることが大きいでしょう。いくら簡単にできると聞いても、「失敗したら困る」「損をしたらイヤだ」という心配が先に立ってしまうのです。

**ネットでの買い物だけは、親にほしいものを聞いて、あなたが注文を代行してあげるのがいいかもしれません。**

それなら、どれだけ遠くに離れていてもできますので。

◆ネットの注文は、あなたが代行してあげよう。

## 熱中症が心配なのに、猛暑日でも冷房を使おうとしないのは、なぜ？

実家で暮らすWさんの両親は、エアコンが大嫌い。40度近い猛暑日でも「まだ大丈夫！　冷房はイヤ」と、頑《がん》としてエアコンをつけようとしません。しかし、最近は夏場になると、決まって熱中症がニュースになり、そのたびに、「うちの親は大丈夫かな」とWさんは心配になります。

はたして、本当に大丈夫なのでしょうか？

高齢者がエアコンを嫌うのは、かつてエアコンが非常に高価な製品だったけれど、今ほど性能が優れていなかったため、冷えすぎて体調を崩してしまった、しかも、電気代もえらく高くついた！　といった苦い記憶があるせいかもしれません。

確かに、長期間エアコンで体を冷やしすぎてしまうと、「暑くなったら汗をかき、寒くなったら体を震わせる」という、人体の体温調節機能に狂いが生じます。いわゆる「冷房病」です。ですから、エアコンを使わないというのも一理はあるのです。

けれども、さすがに40度近い暑さで、冷房病を避けるためにエアコンを使わなかった結果、熱中症になってしまっては本末転倒です。

また、高齢者がエアコンをあまり使わないのには、もうひとつ理由がありま す。**人は年を取ると、気温の感じ方が変わるのです。特に、「暑い」という感覚は、鈍くなることが知られています。**

足元の温度で実験すると、20代女性は1・04度の差があれば温度の違いを感じるのに対し、60代では2・59度の差がないと感じません。80代では6・61度もの差が生じてようやく感じます。そう、高齢者は**実に、20代の人の6倍以上もの差がないと違いを感じないのです。**そう、高齢者はエアコンをつけたがらないというよりも、つける必要を感じないからつけない、というのが真相かもしれません。

◆高齢になると、気温差を感じにくくなる。

## 猛暑日にちゃんとエアコンを使ってもらうコツ

親自身が暑さを感じていないのなら、真夏でもエアコンをつけなくていいかというと、そんなことはありません。**高齢者は、若年者よりもずっと熱中症になりやすいからです。**なぜでしょうか？

人は、年齢を重ねるほどに体内の水分量が減っていきます。子どもは約70％が水分であるのに対し、高齢者は約50％にまで下がります。水がたっぷり入った鍋よりも、少ししか入っていない鍋のほうが早く湯が沸くように、体内の水分量も少ないほど、体温が上がりやすく、のぼせやすくなります。

しかも前述のように、高齢者は暑さを感じにくい。この2つの理由によって、高齢者は脱水症状や熱中症になりやすいのです。億劫がらず、電気代をケチらず、エアコンはマメに使ってもらったほうがいいでしょう。

**ちなみに、「湿度」も、高齢者の健康を保つうえで重要です。**

高齢になると、肌が乾燥して皮膚表面に浅い亀裂や傷ができやすくなり、強いかゆみを伴う老人性乾皮症になることがあります。ウイルス感染の予防にも「ほどよい湿度」が必要なのですが、それは〝体感〟では測れません。

さすがに梅雨どきともなれば「今日はずいぶん、ジメジメしているな」と感じるでしょうが、普段の「湿度が足りているかどうか」を体感で判別するのは難しいでしょう。

ならば、温度や湿度を感じにくくなっている親に、エアコンや加湿器を適切に使ってもらうためには、どうしたらいいのでしょうか？

**結論は、親に「温度計・湿度計」を渡して、それらの数値を参考にしてエアコンや加湿器を使ってもらうよう、お願いするといいでしょう。**

環境省によると、熱中症を予防できる室温の目安は、28度です。ですから、**「室温が28度を超えたらエアコンを使う」**と決めておけば、熱中症も冷房病も防げるわけです。湿度は40～70%を保ちます。この範囲であれば、皮膚の乾燥も、ウイルス感染も防ぎやすくなります。

しかし、たとえ加湿器を設置していたとしても、安心はできません。ある老人福祉施設では、加湿器が8台もあったのに、そのうちの3台のフィルターが汚れていたせいで、湿度が20%を切っていたというケースも報告されています。フィルターの汚れはこまめに掃除しておく必要があります。

**温度計・湿度計は、腰くらいの高さの見やすい壁などに設置しましょう。なぜなら、高さによって温度も湿度も大きく変わるからです。**床面やローテーブルなど、低いところに置いてはいけません。足元の温度や湿度では、人体にさほど影響しないからです。

### ◆体感に頼らない。温度計が28度を超えたらエアコンを使ってもらおう。

## 離れて暮らす親の様子がよくわかるコミュニケーション術

離れて暮らす親と、「できるだけマメにやりとりしよう」「定期的に親の状況を確認しよう」と思っても、用事がないのに電話するのは気まずいとか、何を話していいかわからない、という方は多くいます。

また、仕事や家事、育児に忙しかったり、自身の体調が悪かったりすると、つい忘れてしまいがちです。

「離れて暮らす親」とのコミュニケーションのポイントとして、まず押さえてほしいのが、**「定期的な連絡を開始する親の年齢」**です。

「国立国会図書館・調査と情報－Issue Brief-No.846 認知症対策の現状と課題」によると、認知症になる確率は70～75歳が3～5％であるのに対し、75～80歳になると、とたんに11～14％と急増します。

このデータからすると、**リスクが高まる75歳が、親との定期的な連絡を開始**

**する目安**となるでしょう。それまでは多少、連絡が滞《とどこお》りがちだったとしても、親が75歳になったら、なんらかの方法で定期的に様子を確認しておく必要があるでしょう。

次に、どんな方法で親の認知の度合いを確認すればいいか？　手段として次の4つの方法が考えられます。

**①直接会う。②電話をする。③手紙を書く。④メール（ライン）をする。**

「①直接会う」ことや「②電話をする」ことがマメにできるなら、それに越したことはありません。しかし、それまで忙しさにかまけて連絡をさぼっていた人が、親が75歳になったとたん、急にマメになれるかというと、そう簡単ではないでしょう。

そんな人は、「③手紙を書く」や、「④メール（ライン）をする」のがいいかもしれません。親が高齢なら、そもそもメールもラインもできない場合が多いでしょう。それでも使い方を教えてあげれば、親は新しい体験ができます。すでに何度かお伝えしているように、新しい経験は認知症の予防になりますし、さまざま情報をネットで得るチャンスにもなります。慣れるまでは、あなたがメールを定期的に送り、それに返信してもらうようにすればいいでしょう。

ちなみに、高齢の親がメールやラインなんて使うわけがない、と頭から決めつけるのは間違いです。最新のスマートフォンを買ったとたん、70歳をすぎているのに細かいマニュアルを一生懸命に読み、ときには誰かに教えてもらいながら、何日もかけて送り方を習得される方は多いのです。

そこまでして親が「メールを送りたい！」と思う相手は、いったい誰だと思いますか？　それは離れて暮らす我が子、あなたや孫にほかなりません。

電話だと「今は、忙しいかな……」と、つい遠慮してしまっても、メールやラインなら、それこそ毎日だって送ることができます。**それにこれらは、操作手順の認知がはっきりしていないと送ることはできません。**だから、あなたはいち早く親の異常にも気づくことができるわけです。手紙については、次項で述べます。

**◆メールのやりとりで簡単に親の様子がわかる。**

## 手書きのハガキに、これだけのメリット

スマートフォンに抵抗感がある高齢者でも使えるのが、手書きの「手紙」です。メールやラインのような操作は必要ありませんが、文字を書く手間が、親の様子をうかがい知る方法としてとてもいいのです。

もっとも、〝親の状況を確認する〟という目的をはたせればよしとするのなら、手紙ではなく、「ハガキ」で十分です。

ある方が親御さんの認知症予防のため、定期的にハガキのやりとりをしているのを見せてもらったことがあります。

**初期のころの親の文字は、ひと文字ひと文字きれいに、一行一行まっすぐに書かれていたのですが、年月がたつにつれ、次第に文字の形がくずれ、行も大きくうねっていき、ついには文章の意味も通らなくなっていきました。**

病院の外来に定期受診されている患者さんに薬を処方するとき、次回の診察が3カ月後なら、内科ではきっちり3カ月分の飲み薬だけを処方します。ところが眼科の目薬の場合は、3本の目薬で足りる人と、手元が震えてうまく差せないために6本くらい使ってしまう人がいます。

そこで定期的に受診されている方には、目薬の残りの本数や定期診察日までにあと何本くらい必要かを、用紙に記入してもらいます。この用紙記入においても、**認知症が出始めた患者さんの文字は、極端に大きくなったり小さくなったり、欄外の変な場所に文字が書かれたりする**傾向が見られます。

こうした例からもわかるように、手書き文字を見ることのできるハガキのやりとりは、遠く離れて暮らす親が認知症になっていないかどうかを確認する、絶好の手段になります。

ただ問題は、宛先を書くのが少々面倒なことです。いくらあなたが頑張って定期的に便りを出しても、親がちゃんと返信してくれる保証はありません。

そこで提案したいのは、親に年に1回でも会うときに、**自分の宛先を記入し**

**たハガキを何枚か渡しておく**という方法です。そうすれば親も、文章だけ書けばすぐにポストに投函できます。

ハガキの内容は、とにかくなんでもいいのです。

「昨日は子どもの遠足でした」とか、「最近、特に変わったこともないけど、美味しいカニを食べた」とか、たわいのない近況報告でかまいません。

**これもあなたから先に、とりとめもない、取るに足らない内容を書いて送ってあげれば、親のほうも安心して身構えずにすむでしょう。**

文字を書く作業は、スマートフォンを操作する以上に複雑な指の動きを必要とし、脳を使いますから、認知機能のトレーニングになり、認知症の予防効果も高いと思われます。筆無精の人でも、「年賀状」「誕生日」「暑中見舞い」「クリスマス」で、年間に4回も送ることができます。

そのくらいなら負担も少ないので、ぜひ実践してみてください。

### ◆ハガキのやりとりをすることで、親の認知症傾向に早く気づける。

## 実家の戸棚の上を掃除しよう。リフォームやヘルパーの頼みどきがわかる

親と離れて暮らしている人が久しぶりに実家に帰ったなら、ぜひしてほしいことがあります。

**それは掃除です。**

実家に帰ったとき、家の掃除を手伝うことはあるでしょうか。年を取った親にとって、家中の大掃除は、かなりの重労働です。だからせめて、年末年始に里帰りする際は、早めに帰って掃除を手伝ってあげてほしいのです。

特に、高いところの掃除は大切です。**もし、冷蔵庫や箪笥《たんす》、戸棚、照明の傘の上など、少し高い場所に結構な量の埃《ほこり》が積もっていたら、親の健康状態にもう少し注意する必要があるというサインです。**

高いところに埃が積もっているのには、いくつか理由があります。

まず、親の腰が曲がってきていること。

腰が曲がってくると、下は見えても、上を見上げることが難しくなります。だから埃にも気づけなくなるのです。

次に、眼瞼下垂（142ページ参照）で瞼が垂れ下がってきているせいで、上方の視野が狭くなっていること。これは治療が可能です。

そして、足腰の筋力が低下し、体のバランスが取りにくくなっているせいで、踏み台の上に立って、ものを取ることに不安を覚えている可能性があります。

高いところに積もった大量の埃は、単に親が「高い場所に手が届かなくなっている」ことのほかに、親の「視界も行動範囲も狭まってきている」現実を示唆しています。高い場所にしまってあるものは、親の目の届く範囲の低い場所に移し、リフォームしてバリアフリーにしたり、定期的にヘルパーさんに来てもらったりすることを検討する潮時でしょう。

## ◆親が住む家を掃除して、行動範囲の変化を把握する。

## 75歳の親が再婚!? 今どきの「高齢者恋愛事情」

「来月、再婚することになったんだ」

母親が亡くなってから3年ほどたったある日のこと、Fさんは突然、父からこんな連絡を受けてびっくりしました。

「独りだと寂しいだろうし、いいんじゃない?」と思う反面、「今さら新しい母親ができるなんて。いったいどう接すればいいんだろう?」「まさか父は騙されているのでは?」などと複雑な気持ちです。

**実は70代、80代になっても、多くの男女が恋愛感情を失わず、性的なことにも興味を持ち続けていることがわかっています。**そう、「年甲斐《としがい》もなく」というのは、古い思いこみに縛られた間違った認識なのです。

ですから、金銭目的で騙されているような疑いのある場合を除けば、親の自由な恋愛に子があれこれ口を出すのは、お門違《かどちが》いなのです。

もし、あなたが反対したばかりに、「本当は一緒に住みたかったのに」「本当は結婚したかったのに」と恨みに思ったまま、親が独り寂しく亡くなったとしたら、あなたは大変なショックを受けるのではないでしょうか。

**ただ、親が施設に入っている場合は、注意が必要です。**施設内の入居者間にも色恋沙汰があり、その後の対応が難しくなるケースがあります。退所するわけにもいきませんし、そこに認知症が入ってくると、行動が激化して喧嘩などのトラブルに発展することがあるのです。もしも、施設からそのような相談をされたら、「まさか」とは思わず、施設と協力する姿勢が大切です。ある施設では、お互いに配偶者がいる人同士が性行為におよんだこともあります。高齢者は性的行為とは関係ないと思いがちですが、そうではないのです。

また、「高齢だからセクハラすること（されること）はない」と、油断していたら危険です。父親が、介護をしていた息子のお嫁さんにセクハラをする、といった場合もあるのです。

## ◆年を取っても恋愛感情や性欲は衰えないと知る。

## ペットが理由で、早死にしてしまう高齢者もいる

Uさんのお母さんは、緑内障が悪化し、そろそろ手術しないと失明の危険がある状態になってきました。

もろもろの手続きをすませ、いざ手術という段階になって、お母さんは突然、「手術のために入院することはできません。そのために失明してもかまいません」と、言いだしたのです。

なぜ、突然、そんなことを言いだしたのでしょうか？

その理由はなんと、**「飼っている猫を預かってくれる人がいないから」**というものでした。たった1泊の手術でしたが、ペットホテルに預けるのは可哀想。かといって、信頼して預けられる人もいないから、というのです。

**猫よりも自分の健康をあと回しにするなんて、優先順位が違うでしょ!?　と思うのですが、意外にもこういう人は多いのです。**

この事例は、1泊でしたからすぐに解決しましたが、重い病気で入院日数も長くなるほど、ペットの預け先が見つけにくくなり、早く入院治療しなければいけないのにムダに入院を先送りする、という困った事態になりがちです。

ペットを飼えば孤独感もストレスも軽減しますし、散歩や世話で体を動かすことが増えて健康増進にもなるので、飼ってはいけないとは言いません。

でも、もし親がペットを飼っているなら、親の入院などの緊急事態が発生した場合に、ペットをどうするかは、親と話し合っておいたほうがいいでしょう。

親の知り合いに預け先となる候補者がいなければ、あなたの知り合いに頼んでもいいのです。**いざというときに親が不安になって拒否しないよう、一度、試しに他人やペットホテルに預けてみておくといいでしょう。**

一度でもペットを預ける経験をしておけば、「愛犬や愛猫《あいびょう》の世話は、私しかできない」という思いこみがなくなり、知らない人に任せることもできるようになります。

## ◆親が入院したときのペットの預け先を考えておく。

# 親と一緒に写真を撮っていますか？

最後に親と一緒に写真を撮ったのはいつですか？　ここ1年以内に撮りましたか？　スマートフォンで手軽に写真が撮れる今、料理や友人の写真はたくさん撮っても、自分の親の写真を撮る人はあまりいません。

親がひとり暮らしをしている場合、子どもと一緒に撮った写真には、どんな意味があるでしょうか？

一生懸命に育ててきた子どもたちは、とっくに巣立って家を出ていってしまった。人生を添い遂げた配偶者も、すでにこの世にはいない。どんなに気丈にふるまっていても、ふと寂しくなるときはあるでしょう。

**長年、家族とにぎやかに暮らしてきた人が、晩年に突然ひとり暮らしになると、食が進まず食べる量が減ってしまうこともあります。実際の研究でも、ひとりのほうが食が進みにくいことがわかっています。**一緒に食べる人がいたほうが、楽しくて食が進みやすいのです。

しかも、これまでは家族のために栄養バランスにも気を配っていたけれど、自分だけだからと、つい、無頓着になってしまいがちです。最近は弁当を届けてくれる「配食サービス」も充実してきましたが、いくらバランスのいい食事が目の前に届いても、本人に食べる意欲がなければどうにもできません。その結果、栄養不足から衰弱して、介護の対象になることもあります。

そんなとき、たとえスマホの中にでも、**子や孫たちと一緒に写った笑顔の写真があれば、どれだけパワーを得られることか——。**

**写真を見るだけで気持ちが明るくなり、家族と一緒にいるときと同じくらいの食事量に戻ることも多い**のです。

写真は外出した際、特に、食事をするときが撮りやすいでしょう。お店の人に撮ってもらうなどして、一緒に写ったものをプリントし、フレームに入れてプレゼントすれば完璧です！

## ◆我が子との写真は、何よりも親にパワーを与える。

## 「ごめんなさい」より「ありがとう」が親にはものすごい活力になる

親と離れて暮らしていると、してあげられないことがいろいろと多くて、申し訳ない思いを抱くことがあるものです。

病院に付き添えない、買い物に付き合えない、ちょっとした身の回りの世話をしてあげられない……。

やってあげたい気持ちはあっても、自分にも仕事や生活がありますから、つい、親に「〜してあげられなくてごめんね」と謝ってしまいがちです。

**でも、そこはあえて「ありがとう」という言葉をかけてあげてほしいのです。**

別に、あなたの「申し訳ないと思う気持ち」を否定するわけではありません。

ただ、心の中で「悪いな」と思っていても、それをそのまま口にするのではなく、感謝の言葉に置き換えることが大事なのです。

「病院に付き添えないのに、ひとりで行ってくれて**ありがとう**」

「買い物は大変だろうけど、自分でやってくれて**ありがとう**」
「私の助けがいらないくらい、ずっと健康でいてくれて**ありがとう**」
こんな言い方は、おかしく感じるでしょうか？

「ごめんなさい」を「ありがとう」に置き換えるのは理由があります。120ページで説明したように、「感情をゆさぶる経験」は記憶に残る傾向があるからです。

**「ごめんなさい」と謝罪されれば、どうしても、このようなネガティブな感情が親の心に生じてしまうでしょう。**

「自分は年を取ってしまい、ひとりで何かをやると申し訳なく思われるんだな。じゃあ、もう動き回るのはやめよう……」と。

一方、「ありがとう」と感謝されれば、うれしい、楽しいという心地よい感情が湧いて、いい記憶が残ります。そしてそれは、

**「元気でいることを感謝された！　自分で何かをやればやるほど、子どもたち**

**は感謝してくれる。よし、ひとりでもますますいろいろとチャレンジしていこう。そのために健康管理も頑張ろう！」**

――と、こんなふうに活動的になって、好影響をもたらしていくわけです。

お礼を言うのは、どのタイミングでもいいですし、どんなに些細なことでもかまいません。

たとえば、電話をかけて話をしたときに、「電話に出てくれてありがとう」。たまに実家に帰ったら「会ってくれてありがとう」。

**「お土産をくれて、ありがとう」「風邪気味だと知らせてくれてありがとう」と、思いつくかぎりの「ありがとう」を伝えればいいのです。**

**感謝の言葉は、意識しないとなかなか出てきません。**私自身もよく忘れてしまうのですが、親に元気でいてもらうためにも、積極的に感謝の言葉を発していきたいものです。

## ◆「ありがとう」の数だけ、親はポジティブに元気になれる。

## 年賀状の作成を手伝ってあげよう。思わぬ恩恵にあずかれるかも

親から、年賀状の代筆や宛名作成を頼まれた――。

年の瀬の忙しい時期であっても、親にいつまでも元気でいてもらうためには、これを引き受けることのメリットは大きいのです。

というのも、年賀状書きの代行をすれば、あなたは親の〝アドレス帳〟を手に入れることになるからです。


**親の交友関係を、どれだけ知っていますか？**

**「親の親友は誰か？　学校の同級生で、いまだに連絡を取っている人は？」**

**「親は仕事で、どんな人たちとかかわってきたのか？」**

**「親は、どんなコミュニティーにかかわっているのか？」**


親の人間関係について、普段から話している人はあまり多くありません。でも、これを知れば親との会話もより弾みますし、親の思い出話を聞くことは認

知症対策にもなります。ときには、そこからあなたの**仕事につながる貴重な人脈を得られる可能性だってある**のです。営業職の方であれば、お客さま候補になるかもしれませんね。

今どきの年賀状はパソコンで簡単に印刷できます。ちょっと手間なのは、最初の名前や住所の入力だけです。文面は簡単なものでいいでしょうし、図柄は、サイトからダウンロードすることや、年賀状専用のイラストがいろいろ入った書籍を購入することもできます。印刷は、近所のプリントサービスに依頼すれば、なお手間がかかりません。

そして、もうひとつのメリットは、あまり考えたくないことですが、もしも親が亡くなった場合に、**誰に連絡するべきかがわかる**点です。

臨終や葬儀の際に、親の友人の連絡先がわからず、呼んであげられなかったということはよくあるので、親の大切な友人は把握しておきたいものです。

## ◆年賀状作成の代行で、親の交友関係を把握する。

## ついに親がこの話をしだしたら、「お参りする姿」を見せなさい

親が、食い入るように新聞の折りこみチラシを見ていたので、何にそんなに興味があるのかな？　と覗きこんだら、お墓だった！

年を取ると、ちらほらとお墓の話が出てくるようになります。

お墓の話題に、あなたはどう反応しているでしょうか？

お墓の話は、お金のほかに宗教や管理の問題などもからんでくるので、非常にデリケートです。この先、もしあなたが親のお墓を管理するとなると、今から頭が痛い話になるかもしれませんね。

**ただ、親としてはやはり、「我が子が自分の墓を守ってくれたらいいな」という思いがあるのです。**

もちろん、自分が死んだあとに子どもがどうするのか確認することはできませんし、子だって「そんな先のことはわからない」というのが本音でしょう。

**しかし、それでも親は、不安を解消したいのです。**

そんな親を安心させる一番いい方法は何かというと、年に1、2回、あなたがちゃんと「お墓参り」に行く姿を見せることにほかなりません。

もちろん、参るのは祖父母やご先祖様のお墓で、親本人のものではありませんが、あなたが平素から墓参りをする姿を見せていれば、親は自分の番がきたときも、「この子は、自分の墓もきっとしっかり守ってくれる」と確信できます。

**ちなみに、子としては、いずれ「墓じまい」したいと思っていたとしても、あえて、そのことを親に言う必要はないと、私は思っています。**

なぜなら、墓じまいしたいと思っていても、今すぐにするわけではないでしょうし、若いうちはそう思っていても、年齢を重ねると考えが変わる人が結構多いからです。

なお、墓を新しくつくるとなると、平均額が150万円以上の高い買い物になってしまいます。しかし最近は、お寺などが管理する納骨堂も増えており、数万円から遺骨を預けることもできます。また、遺灰を撒《ま》く「散骨」や、墓石の代わりに樹木を墓標とした「樹木葬」などの形態もあります。故人の遺骨をいつお墓に入れるかは、法律で定められていません。仏壇などで遺骨を保管し、今後の方針をゆっくり考えるのもいいでしょう。

地方から出てきた方なら、地元にお墓があることが多いでしょう。ですから、親が亡くなったら即、墓じまいするというのは、現実的には厳しいでしょう。では、実際はどうしているのかというと、まずは地元のお墓に入ってもらい、親戚と疎遠になったり、体が弱ってきて墓参りに行くのがつらくなったりしたら改葬しているようです。

お墓を持たない場合は、無理につくらないで遺骨を手元に保持したり散骨したりすることもできますが、いざそうしようとすると、親戚や周囲から「お墓も用意してあげないなんて……」などと言われたりして、心理的なハードルが高いのです。合葬墓にすると手間も少なく、永代供養《えいたいくよう》されるので安心です。

## ◆あなたが先祖のお墓参りをする姿を見せることが、親の安心につながる。

## 生前に確認しておきたい〝そのとき〟への備え

お墓のほかにも、親の「万一」に備えて、生前に確認しておくべきことがいくつかあります。お墓の話が出たついでに、こんなことを確認してみてはどうでしょう。

たとえば**宗教**です。

親の死後、「実家の宗派で葬式をあげればいい」と思っていたら、**知らない間に親が別の宗教に入っていて、葬式の準備をやり直さなければならなくなった**ということも現実にあります。

高齢になれば、誰もが多少は死に対して達観し、静かな心で向き合えるようになるものだと思うかもしれませんが、そんなことはありません。

**死に対する恐怖は誰にでも、いくつになってもあり、それを解消するために、**

**高齢になってから宗教に頼るようになる人は多いのです。**

そのこと自体は、悪いことではありません。あなたがその宗教をどう思おうが、信心することで親が安心できて幸福を感じるならば、本人の意志に任せておけばいいのです。もちろん、「ずいぶんお金をしぼり取られている」といった問題があれば別ですが、そうでなければ親の意向を尊重し、死後は親の一番喜ぶやり方で見送ってあげればいいでしょう。

**葬儀社についても、親の希望を確認しておきましょう。**

特に希望がなかったとしても事前に調べておくと安心です。なぜなら、病院で亡くなった場合、次の患者のために早急にベッドを空ける必要上、かぎられた時間で葬儀社を探さなければならないことが多いからです。

あるいは、「いきなり葬儀社がやってきて、そのまま任せたら、とんでもなく高い値段を提示された」というトラブルもよくあります。

葬儀社にもピンからキリまであるので、知り合いに葬儀をした人がいたら、その葬儀社の評判を聞いておき、一番信頼できそうなところに任せればいいのではないでしょうか。

## ◆親の宗教や葬儀社についても、確認をしておく。

第5章

# 「がん、肺炎、脳梗塞」など大病を遠ざける

## ――この予兆に気づくことが大切

# 愛想笑いでもいい！親の冗談には笑うのが吉！

都心の会社に勤めているSさんの悩みは、実家の父親のことです。自宅から近いので、Sさんは毎月、実家に遊びに帰るのですが、そのたびに父親は冗談を言って笑わそうとします。

ところが、それがあまりにも面白くない！

得意気に何度も同じことばかり言うので、次第にイライラしてきて怒鳴りたくなってしまいます。もう、どうしたらいいの⁉

その気持ちはわかります。わかりますが、それでも私のおすすめは、「引きつった愛想笑いでいいから、冗談に付き合ってあげましょう！」です。

別に「本当に、心の底から笑わなければ……」なんてプレッシャーに感じる必要はありません。適当に「ハハハ」と笑うフリをするだけでいいのです。

子が笑顔で反応すれば、冗談を言う親自身がうれしくなって笑ってしまうでしょう。この、親を笑顔にしてあげることが重要なのです。

「笑い」には、**ストレスを和らげる**効果があります。

たとえ愛想笑いであっても、同様の効果はあります。そして、笑えば体温が上がって「NK／T細胞」という、**がん細胞をやっつけてくれる細胞も増えます。その効果の現れるスピードは薬よりも速いといいます**から、老化や病気の予防には、もってこいなのです。さらには、脳の血流も増して頭が活性化しますし、表情筋や腹筋を使うので筋トレにもなっているのです。


もし、冗談を言うたびに子にムッとされたり怒られたりすれば、親はシュンとしてしまい、とても笑う気になどなれないでしょう。

不愉快になって、笑い話をしなくなってしまうかもしれません。笑ってあげるだけで、親の健康も自分自身の健康も保たれるなら、ちょっとの不満くらい目をつぶろうではありませんか？

## ◆老化防止の「笑いの効果」を活用しよう。

## 肺炎球菌ワクチンは「2種」とも打ちましたか？

肺炎は、今や日本人の死亡原因の4位の重い病気です。肺炎をもたらす細菌が「肺炎球菌」で、肺炎の3～4割はこれが原因で起こります。

最近、肺炎を予防する高齢者向けのワクチンができました。それが「肺炎球菌ワクチン」です。

あなたの親は、もうこの接種をすませていますか？

**まだならば、インフルエンザの予防接種を受けるときに一緒に受けておくといいでしょう。**

2本同時に接種したら体に悪いのでは？　という心配は無用です。すでに問題ないことがわかっています。副作用については、筋肉痛やだるさといった症状が1％程度の人に出ることがわかっています。そのあたりは主治医と相談し、体調を整えて接種するに越したことはありません。

インフルエンザウイルスにいろいろな型があるように、肺炎球菌にも約80種類の型があり、そのうち、感染しやすい型は23種類です。

肺炎を防ぐには、それぞれの型に応じた免疫力をつける必要があり、肺炎球菌ワクチンは、1種類でなるべく多くの型に効果があるようにつくられています。

公費負担で受けられるのが、「ニューモバックス」というワクチンで、肺炎の原因の約8割を占める23種類の肺炎球菌をカバーしてくれます。**ニューモバックスは「1回打つと5年間ほど効く」ワクチンで、公費で打てるのは、65歳から70歳まで。**それ以外は自費になるので、この間に1回打っておくといいでしょう。

**もうひとつ、「プレベナー13」というワクチンがあります。こちらは自費で打つもので、一度接種すると一生涯効果があります。**ただし、13種類の肺炎球菌しかカバーしませんので、ニューモバックスと並行して打っておくと安心です。65歳のときに無料でニューモバックスを打った1年後くらいに、有料のプレベナーを打つといいでしょう。

**肺炎球菌ワクチン2種を接種するおすすめのタイミング**

65歳　ニューモバックス……公費で1回
66歳　プレベナー13……自費で1回
71歳　ニューモバックス……自費で1回接種したのち、5年おきに再接種

**◆肺炎球菌ワクチンは2種を接種する。**

## 毎年、最低限この検査はしてもらおう

あなたの親は、ちゃんと健康診断を受けていますか?

会社に勤めていれば、定期的な健康診断があります。しかし、引退してからは、まったく受けていないという人は多くいます。

健康診断は、会社で加入していた保険で格安で受けられる場合もあれば、自治体で安く実施していたり、無料で実施したりしていることもあります。確実に受けてもらったほうが安心でしょう。

ただし、通常の健康診断で発見できるのは、大きな異常や進行した段階の症状が多く、そうでないものは見落とされることもあります。

**余裕があれば、基本的な健康診断に、次のような検査を追加して受けてもらうと安心でしょう。**

### ・眼底カメラ検査

これは、かつて市町村の健康診断でもチェックしていた項目でした。しかし特定健康診査（メタボ健診）が始まってから、除外されてしまったのです。

40ページでも述べたように、目というと、多くの人は視力ばかりを気にしがちです。しかし実際は「視野」が狭くなったり、「眼底の血管」がもろくなって目の奥で出血したり、視力以外の機能で生じる問題のほうが多いのです。現在、失明原因の1位は緑内障です。2位は糖尿病網膜症という糖尿病を原因とする目の出血で、3位は網膜色素変性という遺伝子に関連する先天的な病気です。どれも末期になるまで視力そのものは変わらず、検査をしないかぎりなかなか気づきません。

眼底カメラ検査なら、これらを確実に発見できます。40歳をすぎた時点で一度受けておきましょう。その後は60歳を超えたら毎年受けるといいでしょう。

### ・心電図

人間ドックのメニューに入っていることもありますが、普通の健康診断では、入っていないこともあります。

胸に苦しさを感じなくても、心臓に問題が生じていることはあります。心電図で早期発見できれば治療で改善できるので、受けておくべきです。

**・前立腺検査（男性のみ）**

採血で「PSA」という数値を測定するだけの検査です。前立腺は尿道に関連するもので、「前立腺肥大」で大きくなると、尿漏れしたり、尿の切れが悪くなったりします。PSAが上昇してくると、前立腺がんを患っている可能性が高くなります。前立腺がんは比較的発生しやすいがんですが、早期発見すれば治療もしやすいがんです。

**・子宮検査（女性のみ）**

これは子宮の体部という、奥のほうの細胞をこすり取って検査します。細胞を詳しく調べることで、がんがあるかどうかを診るものです。

**・血液検査**

「腫瘍マーカー」を調べることで、がんの疑いを検査する方法です。後述する

**「肝炎ウイルス」や「ピロリ菌」**などもも検査しておくといいでしょう。

## そのほかの検査を受けるときの注意

中には、受けることで体にダメージを受けるリスクのある検査もあります。たとえば、**胃カメラなどの内視鏡の検査は、胃がん、腸のがんを調べるのに有効**で、見つかった時点で対処もできる優れものです。

ただし嘔吐反射が強く出る方には、つらく苦しい検査でもあります。また、0・04％とごくわずかですが、腸の検査で「穿孔《せんこう》」といって内臓に穴があいてしまうリスクもあります。ですから**内視鏡検査は、5〜10年に1回くらいのペースで受ければいい**でしょう。

また、乳がん検診は、**触診であれば毎年行なってもいい**のですが、**マンモグラフィーは放射線を使う検査なので、2年に1回**程度で十分です。

◆一般の健診に、少し検査項目を追加して受けてもらおう。

## がん予防に「肝炎ウイルス検査」と「ピロリ菌検査」は必須

がんといえば、現在でも60～80歳までの死亡原因のトップに挙げられる大病です（2017年 厚生労働省「人口動態統計」より）。

つまり、あなたの親が亡くなる原因となる可能性が一番高いのが、がんなのです。そのがんを予防するための、忘れてはならないことは何でしょうか？

食事？ 運動？ もちろん、それらも大切ですが、**何よりやるべきは、「血液検査」です。**

血液検査で調べるべきは、**「肝炎ウイルス」と「ピロリ菌」**の有無です。

「肝炎ウイルス」とは、B型肝炎やC型肝炎の原因となるウイルスです。特に40歳以上の世代は、予防接種の際に注射針を使い回していた時代に育ったことから、知らずに感染している可能性があります。

そして現在、肝臓がんになる原因の9割は、肝炎ウイルスだといわれています。これは飲酒で肝臓がんになるよりも、はるかに高い割合です。

**肝炎ウイルスが見つかった場合、ウイルスを除去する薬を服用すれば、肝臓がんの9割を避けることができます。**

もうひとつの検査対象である「ピロリ菌」は、胃に棲みついて胃がんを発生しやすくする菌です。

**ピロリ菌は、採血でも検査できますが、吐いた息を調べる「呼気検査」や、いわゆる胃カメラによる「内視鏡検査」のほうが精度が高くていいでしょう。**

「ピロリ菌も検査しますか？」と聞いてくれる検査施設も多いのですが、自分から申請しないと検査してくれないところもあるので、一度も調べたことがなければ、ぜひ申請しましょう。

発見さえすれば原因菌を除去することは簡単です。それでがんのリスクが減るのなら、やらない手はありません。

◆親には肝炎ウイルス検査とピロリ菌検査を受けてもらう。

## 自宅で簡単にできる毎日の健康チェック

病院で受ける健診とは別に、自宅で簡単にできる検査もあります。親に教えてあげ、自分でやってもらうのが理想ですが、それが難しければ、あなたがチェックしてあげましょう。

チェックするのは、「体重」「血圧」「便」「尿」、そして「五感」の5項目です。

**・血圧**

血圧計を購入して自宅で定期的に測り、数値をメモしておけば、病院を受診する際にも役立ちます。

**基本的には毎日決まった時間に測定します。高血圧などなんらかの症状がある場合は朝・晩の2回測ると、より正確な状態がわかります。**

最近は、自動で日々のデータを記録してくれる機種もあるので、記録することを億劫がる親には、こうしたものがいいでしょう。

実は病院で測るよりも、自宅で測ったほうが正しい測定数値が出やすい傾向があります。というのも、病院は、普段とは違う緊張感のある特殊な場所です。それゆえ、医者や看護師を前にしたとたん、「血圧が高かったらどうしよう」とドキドキして、いつもより血圧が高めに出てしまいがちだからです。

これは、白衣の人の前で緊張することから、「白衣高血圧」という呼称もついている症状です。

**・体重**

中年までは「太りすぎ」を気にしたほうがいいのですが、**高齢になったら「やせすぎ」のほうを気にしてください。**

月1回でいいので体重を定期的に量っておくと、年間を通じた体重の増減サイクルが見えてきます。「正月太り」「夏やせ」など、季節で体重が変わる人も結構います。自分の体重の増減サイクルを知らないと、毎年のことなのに一時的な変化を不必要に心配したり、逆に、異変があるのに、「まだ大丈夫」などと検査をサボったりしてしまいがちです。

ですので、定期的に量っておくことが、健康状態を正確に把握する一助となるのです。体重は一日のうちでも簡単に1～2キロは上下しますので、「朝起きたら量る」「夕食前に量る」などと量る時間を決めておくといいでしょう。

**・尿**

尿については、親自身に**「血尿が出ていないかどうか」**だけ見てもらえばOKです。血尿は、たいてい見ればわかります。血尿の状況や出るタイミングなどによって病気を判定する方法もありますが、「尿が出るたびに血が出ていないかチェックする」だけでも、十分に役立ちます。

血尿は、ストレスや膀胱炎といった、ちょっとした異常でも出ることがありますし、尿道に結石ができて傷がついて出ることもあります。

**膀胱炎などの炎症が起きていればにごった血尿となり、結石などができている場合は鮮やかな赤色の血尿になる**傾向もあります。

また、「膀胱がんによる血尿」もあります。この場合、数日間だけ血尿が出て、またふつうの尿に戻ることを繰り返すのですが、治ったと思って、「まあ大丈夫か」と放置してしまって手遅れになる人が多いのです。血尿が出たら、必ず、早めに**泌尿器科**で検査してもらってください。

**・便**

便も、**「血が混じっていないかどうか」**を親自身にチェックしてもらいます。血が混じっている場合は、見れば「赤いな」とわかります。便をまじまじと見る人は少ないので、健康チェックの意味で毎回見ることが大切です。血が混じれば大腸がんの疑いがあります。

痔を患っているとわかりにくいかもしれませんが、普段と違う様子が続くなら検査が必要になります。

五感については次項で説明しましょう。

## ◆血圧、体重、尿と便をチェックしてもらう。

## 五感チェックで要介護を防ぐ

視覚、聴覚、嗅覚、味覚、触覚と、親の五感をチェックしておくことで、将来の寝たきりや認知症を予防できることがあります。すでに述べているポイントもありますが、ここでまとめておきましょう。

**・視覚**

失明原因第1位の緑内障など、視力は良好なのにものが見えにくくなる病気が危険です。41ページからの方法であなたが診断してあげるのが一番でしょう。

**・聴覚**

聴力は、視覚の次に認知機能に影響します。耳が聞こえにくくなると、会話で意思を伝えることが不便になります。「筆談」はできるのですが、現実的にはいちいち文字を書くのが面倒で、コミュニケーションを取らなくなってしまう高齢者が多いのです。35ページからの方法で聴力をチェックしてあげてください。

・**嗅覚**

匂い（臭い）をかぐ力が落ちると、認知症になりやすいことがわかっています。嗅覚をチェックするには、醤油を使います。チェック用に、スプーン1杯の醤油を小皿に入れ、そこにスプーン3杯の水を加えて4分の1に薄めます。これで醤油の匂いがわかるかどうかを確認します。わかりにくくなっていたら、耳鼻科で検査を受けましょう。

・**味覚**

味覚が鈍ってくると、食事が偏《かたよ》ったり、味つけが濃くなったりして塩分摂取量が増え、生活習慣病を誘発しがちになります。

親と会って食事をするときに、毎回、外食や出前ですませているとしたら、普段の親の味つけがわかりません。一度、親に料理をつくってもらい、それを一緒に食べてみましょう。味が濃すぎるようなら、病院で検査してもらうといいでしょう。

**受診するのは耳鼻科です。**耳鼻科で舌や口に大きな異常がないか診てもらい、異常がない場合は、さらなる検査を提案してもらいます。

**・触覚**

手足の触覚が衰えてくると、ものを落としやすくなったり、熱さに気づかないせいで火傷をしたりする危険が増えます。もし親にそうした兆候があれば、**皮膚科か神経内科**を受診してください。

皮膚科では、かさつきが原因で触覚が悪くなっているかどうかを診断します。神経内科では、脳の異常が原因で触覚が鈍くなっているかどうかを診断します。脳梗塞が起きていると、手に力は入るけれど触覚に異常が現れることがあるからです。

**◆親の五感をときどきチェックする。**

## 両親のどちらかは、がんになる可能性が高いのが現実。後悔しないのは、医者任せにしない人

国立がん研究センターのデータによると、がんになる確率は男性で62%、女性で46%。つまり、「日本人の2人に1人はがんになる」のです。

もし両親が健在なら、どちらかががんになる確率が高い、ということでもあります。もし、あなたの親ががんになったらどうしますか?

これは必ず、考えておかなくてはならない問題です。

**特に、治療方針は、「医者任せ」にしていいものではありません。**

もちろん、ガイドラインというものがあるので、基本的な治療方針はどこでも変わりません。けれども細かい治療方針は、それぞれの病院で違います。そして、治療方針によって結果が変わってしまうことがあります。

また、がんは一生を左右する病気です。そう考えると「最大の効果さえ得られればいい」ともかぎりません。仕事や、そのほかの事情を優先しなければな

らないこともあります。さらに、もっと症例数の多い病院に移ることも検討する必要があるかもしれません。

**ガイドラインとは、「最新の標準治療」に関する情報をまとめたものです。**

日進月歩の医学界では、専門の医師でさえすべての情報をキャッチアップするのが難しいのですが、ガイドラインのおかげで、医師はもちろん、患者やそのご家族も、「現時点で、推奨される診療」が理解できるのです。ただガイドラインは、あくまでも基本的な状況をまとめたものです。主治医や病院によって細かい治療方法やスケジュールなどは違います。同じガイドラインに沿っていても施設によって結果に差が生じます。だからこそ医者任せではいけません。

また、治療中だからといって、必ずしも病院で寝ていなくてはならないわけでもありません。自営業者だと、生活のため、治療しながら仕事を続けることもあります。各人の事情を踏まえ、医師に確認しながら、負担と効果のバランスが取れた治療方法を選択することが大切です。

## ◆がんの治療方法の選択は医師任せにしない。

## 冷静に――。告知を聞くときの心得と、役立つ制度

いくら心の準備をしていても、親ががんだと宣告されると、ショックでそのあとの医師の説明が、まるで耳に入ってこないことがあります。

でも一番ショックなのは、やはり本人ですから、家族はなるべく冷静に受け止めてあげてほしいものです。

親と離れて暮らす人は、医師の説明を、親自身やもう一方の親、あるいは兄妹姉妹《きょうだい》など、ほかの家族から伝え聞くこともあるでしょう。**その場合も、「正式な病名」「ステージ」「治療方針」の3点はきちんと確認しましょう。**

告知は、誰がどのように聞けばいいのでしょうか？

たとえば、兄が話を聞いたけれど、実は弟も聞きたかったたというとき。気になった弟が別のタイミングで医師の説明を聞くと、兄とは違う印象を持ってしまい、家族内で治療方針への理解にズレや摩擦が生じることがあります。

**そうしたすれ違いを避け、家族間の理解をより深めるには、全員そろったところで告知や説明を受けることが重要です。**ただ、そう簡単に予定が合わないとなれば、家族側の窓口を明確にして、病状を一番に理解する人を決めておくといいでしょう。一般的にはこういう人をキーパーソンといいます。

全身が衰弱している状態（がん末期のような状態）になると、**「障害年金」**の適応対象になります。国民年金・厚生年金保険の被保険者期間中の65歳未満に初診を受けた人が対象になりますが、65歳以上でも例外的に対象者となる場合もあります。

状態にもよるので、病状については病院に、資格については日本年金機構に問い合わせてみてください。

こうした制度を知らないせいで、しなくてもいいお金の心配をする人は多いのです。がんの治療は、ただでさえ長くつらいものになりがちですから、公的制度は十分に利用しましょう。

**◆告知は、家族そろって受ける。**

## 親ががんと診断されたら
## ——医師に聞くべき3つのこと

もしも、親ががんだと診断されたら、心を落ち着かせ、医師に次の3点について確認してください。

**第一に、医師に確認するべきことは「がんの正式病名」です。**

正式病名とは、すなわちがんの種類。それによって病状は大きく異なります。たとえば胃がんなら、一般的に多いのは「腺《せん》がん」というタイプです。これは分化型がんといって、胃の元の細胞に近い形で増えているがんです。

それ以外のタイプは未分化型がんと呼ばれ、元の細胞の形と違う形で増えているので対処しにくいがんです。また、進行スピードが速いスキルスがんや、HER2というたんぱく質が関与しているがんもあります。

正しい病名がわかっていれば、自分なりに最新治療について調べたり学んだりすることができるでしょう。

**2番目に聞いておくべき事項は、がんの進行の程度を判断する「病期」つまり、ステージです。**

医学的には5段階の数字で表す「ステージ分類」をします。ステージ0が最も軽く、ステージⅣが最も進行した末期です。

**3番目に聞いておくべき事項は、「主治医がすすめる治療法」です。**

手術なのか、抗ガン剤のみなのか。それとも何もしないほうがいいという選択を問われるのか？

主治医の治療方針法を確認すれば、そのあと、子であるあなたは、「その主治医に従うべきか？」を選択することができます。

「本当にがんなのか、セカンドオピニオンで別の医師の意見を聞くか？」

「もっとお金のかからない治療法を探すのか？」

「別の治療法を得意とする医師に相談するか？」

「親は主治医の意見でいいと言っているから、もうほかは当たらないのか？」

——などなど。後悔しないためにも、「正式病名」「ステージ」「治療方針」の3つは、必ず聞いておいてほしいのです。

**◆適切な決断をするために現状を正しく知ろう。**

# 第6章

# 親が倒れたら⁉ もしものときの「救急救命」

――心臓マッサージ、AED、入院、手術……

## 目の前で倒れた！　脳梗塞の発作が出た！3時間以内にこの対処を

現在、高齢者の死亡原因は多い順に、がん、脳梗塞、心筋梗塞、肺炎が占めています。

がんの次に最も警戒する必要がある病気が、脳梗塞です。

脳梗塞は、脳の血管がつまる病気で、つまった先の血管に血液が流れなくなると、酸素や栄養分が運ばれないため、脳細胞が壊死《えし》してしまいます。そうなると、言語障害や半身麻痺などの後遺症が残ってしまうことがあります。

すぐに何事もなかったかのように元に戻ることもあるのですが、脳の深部で梗塞が起こっていれば、後年に認知症に似た症状を引き起こすこともありますので、対処は必要です。

**もし、突然目の前で親が倒れたり、後述するような脳梗塞の発作が現れたり**

**したら、意識があってもなくても、直後の3時間にどう対処するかが、運命の分かれめです。**そのときあなたがそばにいたら、適切な対処ができるよう、ぜひ正しい知識を学んでください。

**やるべきことは、次の2つ。**

**まずは、意識があってもなくても「救急車を呼ぶ」。**

実はこれだけで、ずいぶんと生存確率が上がります。

**次は、倒れて呼吸をしていなかったら、呼吸ができるように空気の通り道である気道を確保することです。**

特に、意識を失って仰向けに倒れると、あごが重しとなって気道を塞いでしまいます。あごを前に突き出すようにして空気の通り道をつくるか、横向きに寝かせて空気の通り道をつくります。その後、心臓マッサージ（次項参照）を始めます。

なんだ、これだけなら簡単だ、と思うかもしれませんが、意外と難しいのは、「救急車を呼ぶこと」なのです。

**そもそも「脳梗塞の症状」には、意識を失うものと、意識はあるけれど体の一部が麻痺するだけの、一見、脳梗塞だとわかりにくいタイプがあります。**

一部とは、たとえば、**右手は動くけれど左手の動きが悪く**なってコップが持てなくなり、肘《ひじ》から先がダランと垂れ下がってしまう半身が麻痺するタイプ。**ろれつが回らなくなり、激しい頭痛に見舞われたりして頭部に症状が出るタイプ、視野が半分に欠けたり、ものが二重に見えたりして目に影響が出るタイプ**など、さまざまなパターンがあります。

以上のようなことを知っていたある女性は、夫が、よだれをツーッと垂らして、「あれ？　よだれが出ている……」と、モゴモゴと口ごもったのを見た瞬間に、「大変だ！　脳梗塞かも！」と、すぐさま救急車を呼びました。

おかげで早急に対応できる病院へ運ばれ、なんの後遺症も残らず、事なきを得ました。でも、「どうしたんだろうね？　たいしたこともないようだし、もう夕方で診察時間も終わっているから、明日、病院に行ってもらえばいいか」などという対応をしていたら、どうなっていたでしょうか？

麻痺や、まだら認知症、そして運動障害（体を動かしにくい）、感覚障害（知覚が鈍くなる、しびれなど）、言語障害、嚥下《えんげ》障害（飲みこみにくくなる）などを起引き起こしていたかもしれません。最悪の場合、命を落としていたかもしれないのです。

特に、夏の暑い日や入浴中など、体内の水分が汗で失われていて、血管がつまりやすい環境下で症状が起きたなら要注意です。

**◆脳梗塞は迅速な対応が必須。救急車を呼んで気道を確保。その後、心臓マッサージをする。**

## 「心臓マッサージ」の方法と、AEDの使い方

心筋梗塞などで親が急に意識を失って倒れたとき、あなたは心臓マッサージをすることができるでしょうか？

**心臓マッサージを行なうのは、①意識を失って、②呼吸が止まり、なおかつ、③こちらの呼びかけに応答せず、④心拍がないときです。この４つが全部そろったときにします。**

意識を失って倒れた場合、救急車を呼べば生存確率が高くなりますが、到着するまでには、多くの場合、10分以上の時間がかかってしまいます。

心臓が止まって脳に血液がいかなくなっている場合、10分を超えると救命率は極端に下がります。そんなとき、あなたが心臓マッサージを行なえるかどう

かが、生存のカギとなります。

心臓マッサージや人工呼吸の方法は、一度はどこかで習ったかもしれませんが、覚えているでしょうか？　心臓マッサージは、心臓が止まったときに心臓を押すことで全身に血液を流す方法です。

人工呼吸は呼吸が止まったとき、肺に空気を強制的に送りこむことで、呼吸の代わりをする方法です。通常は、心臓マッサージと人工呼吸を交互に繰り返すのですが、何回の心臓マッサージをして、何回の人工呼吸をするのが正しいのか？　確かな記憶がある人のほうが少ないでしょう。

**でも、「覚えていなくても、とにかくやる」ことが大切です。**

正直に言えば、人工呼吸は難しく、肺にうまく酸素が入らないこともあります。ですから人工呼吸の経験がない方は、緊急の場合、とにかく心臓マッサージだけでもいいので繰り返してください。

心臓マッサージをするときは、まず呼吸をしているか確認します。けれども実際は、呼吸の有無を見極めるのは一般の人には難しいのです。息をしているような気がするし、止まっているような気もします。鼻や口の前にティッシュを当てれば呼吸しているかどうかわかるのでは？　と考える人もいますが、あまりにも弱い呼吸ではティッシュも動きません。

心臓が動いているかどうかは、心臓を触ってみれば誰でもわかります。もし止まっていたら、とにかく心臓マッサージをしてみます。必要でなかったとしても、心臓マッサージが原因で症状が悪くなることはありません。

やり方は、次のとおりです。

①乳首と乳首の胸の中心に両手を添える。手は開いて、左手の上に右手を置く（左の図参照）。

②胸が４～５センチ沈むように、１分間に１００回程度のテンポで連続して押す（２２１ページの上の図参照）。腕の延長線上で押すイメージです。

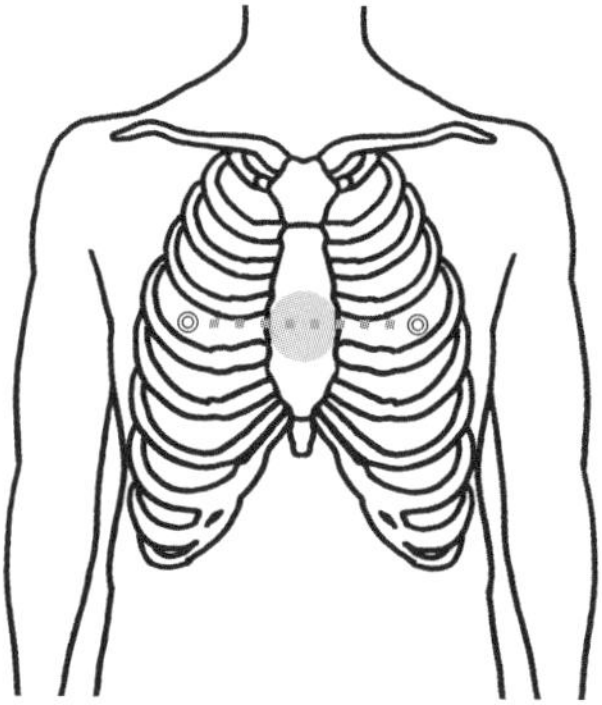

心臓マッサージの手を置く場所
（乳首を２つ結んだ中央）

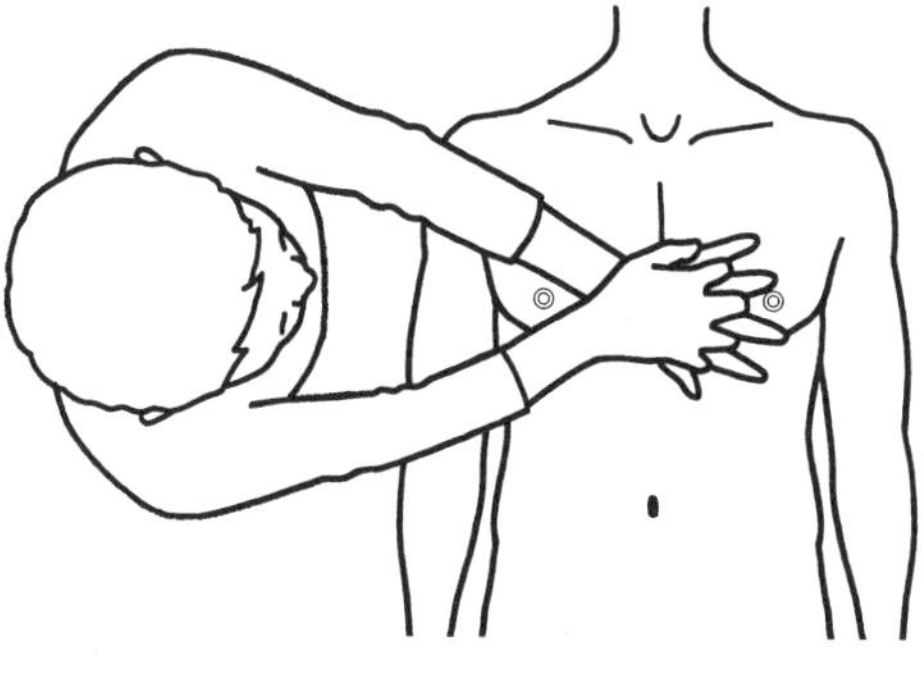

左手を上記の場所へ、右手をその上に重ねる

③可能なら、胸を20回押したら、2回の人工呼吸をする（左下の図参照）。
手を置く場所は多少ずれてもいいし、リズムもだいたいでかまいません。人工呼吸はできなくてもいいので、とにかく②のマッサージを続けましょう。

心臓が止まってしまったときのため、現在は街中にＡＥＤという機器が置いてあります。これを使えばさらに生存率が上がりますので、近くに見つけられれば、すぐに活用してください。**使用法は、ふたを開ければ書いてあります。シールのようなものを２つ胸に貼りつけて、ボタンを押すだけなので簡単です。**
「間違えたらどうしよう」と不安に思うかもしれませんが、ＡＥＤは、機器が必要だと判断したときだけ作動し、**間違ったやり方をしていれば作動しない**ようになっています。だから安心して、まずは使うことが先決です。

**◆心臓マッサージの手順を覚えておく。ＡＥＤも安心して活用を。**

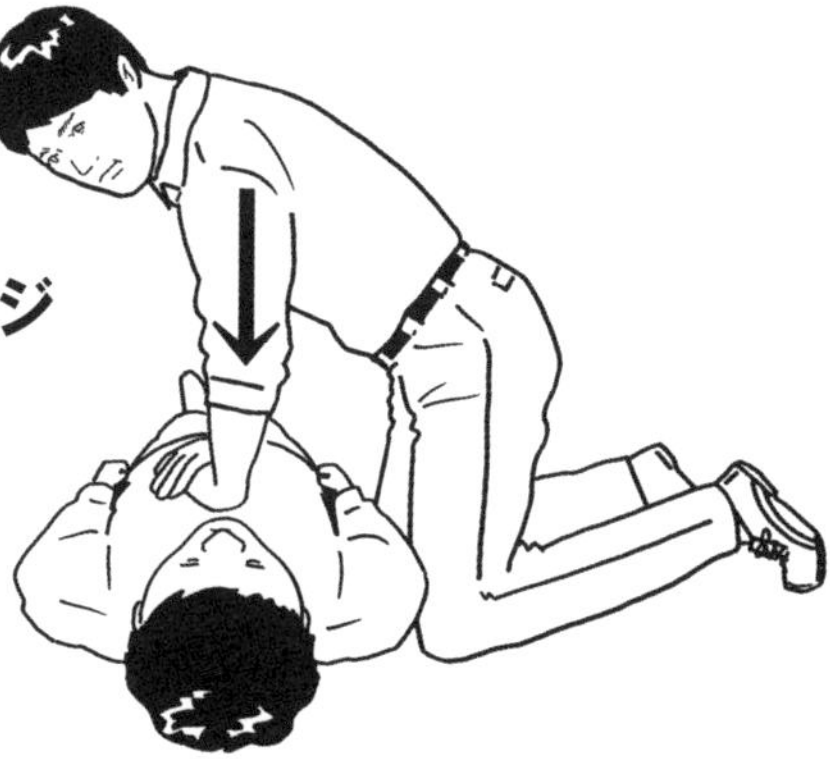

1分間に100回の目安で垂直に圧迫する

心臓マッサージ
20回
繰り返す
人工呼吸
2回

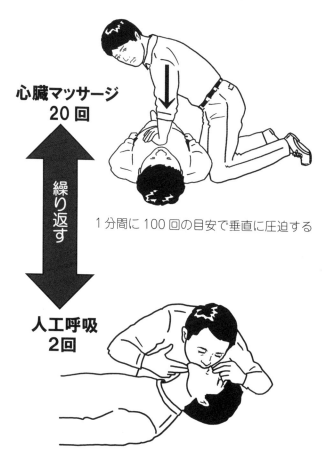

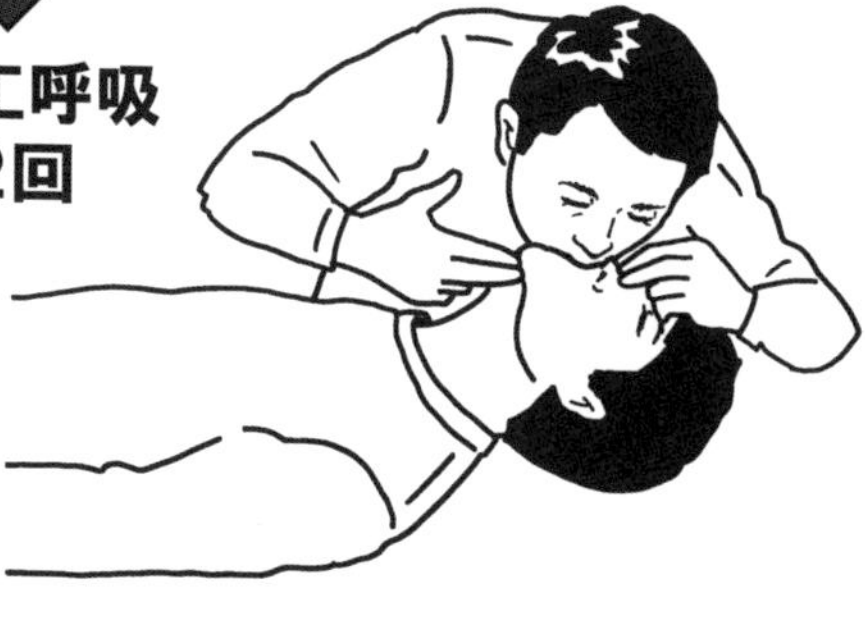

人工呼吸をする場合は、1秒間の長さで息を吹きこむ

# お正月、お餅を食べる前の準備と注意

お餅をのどにつまらせてしまう――。

「まさか自分の親にかぎって、そんなことがあるわけない」と思うでしょうか。

厚生労働省によると、窒息による死者が多いのは、圧倒的に1月。**皆さんが思う以上に、お正月にお餅をのどにつまらせて亡くなる方は多いのです。**

そもそも、どうしてお餅は、のどにつまってしまうのでしょうか？

お餅がのどにくっつく条件は、温度が関係します。40度以上の熱い状態では、お餅はトロトロしています。お汁粉やお雑煮の中の、やわらかくトロトロしたお餅を見れば、まさかこれがのどにつまるとは思いもしないでしょう。

ところが、熱いままでは食べられないのでフーフーと息を吹きかけ、冷ましてから口に運びます。ここでお餅の温度がグッと下がり、固く、くっつきやすくなってしまうのです。ですからやわらかなお餅を見て、「大丈夫だろう」と思ってはいけません。

では、どんな対策をすればいいのでしょうか？

高齢者がお餅をのどにつまらせる理由のひとつに、唾液が少ないことがあります。若い人は唾液でのどが十分に湿っているので、お餅がくっつきにくい。**ですから、高齢者がお餅を口に入れる前には水分をよく摂ってもらい、のどを湿らせておくといいのです。**

もうひとつの理由は、高齢者は、ものを噛む力が弱くなっているため、お餅を十分に噛み切れずに、大きな塊のまま飲みこんでしまうというものです。

**これを解消するには、お餅をしっかり噛み切るように、くどいくらい親に促すほか、お餅を小さく刻んでおくという方法があります。**

ただ、あまり細かく刻みすぎると、本来なら食べたものは食道のほうにいく流れが、気道のほうにいって、息がつまってしまうことがありますので、大きさはほどほどに。

**◆お餅を食べるときは、のどを湿らせ、よく噛み切るよう促す。**

# お餅がのどにつまったら掃除機で吸うのか？　叩くのか？

顔色が急に青くなって声が出せない、息ができずに、手でのどをかきむしるようなしぐさをしたら、お餅などをのどにつまらせたサイン。**これに気づいた際の応急処置は、四つん這いか、前かがみになってもらい、背中を叩きます。**

掃除機で吸い出す方法を提唱する人もいますが、逆にノズルで押しこんでしまったり、掃除機を取り出すのに時間がかかって手遅れになったりするので、とにかく迷わず背中を叩いてください。それでも取れなければ、すぐに救急車を呼びます。また、つまったお餅が取れたとしても意識がはっきりしなければ、やはり救急車を呼ぶべきです。呼吸がしばらく止まっていたせいで脳に障害が残ってしまうこともあるので、「取れたから大丈夫」と安心してはいけません。

**◆異物がのどにつまったら、四つん這いにして背中を叩く。**

前かがみになってもらい、つまったものを取り除くイメージでてのひらの付け根で強く叩く。

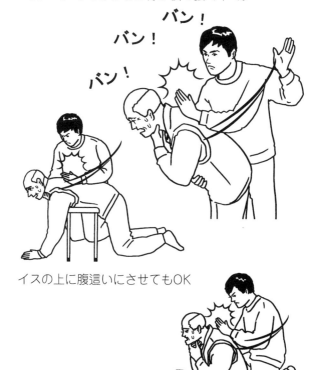

イスの上に腹這いにさせてもOK

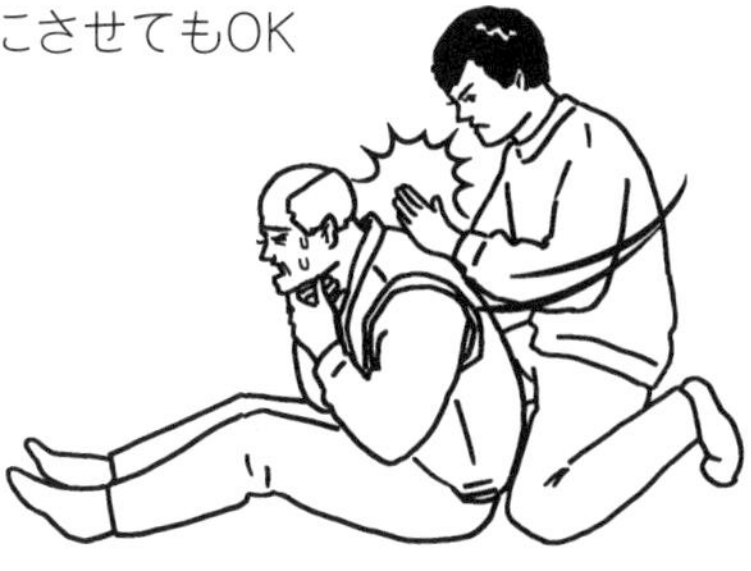

座っている場合はそのまま後方から叩く

## 災害に備え、親には飲んでいる薬を余分に持ってもらう

親がどんな薬を飲んでいるか、知っていますか？

たとえば、親が体調を崩してしばらくかかりつけの病院に行けなくなり、いつもの薬を処方してもらえないような事態が生じたら？

通院の経験がない人からすれば、「1回くらい薬を飲まなくても大丈夫でしょ」と軽く考えてしまいがちですが、これがのちに大変な事態を招くこともあるのです。

**たとえば、心臓の手術をした方は人工弁が入っていたり、新しい血管をつなぎ合わせたりしているために、血流が途絶えて血管がつまりやすくなっています。脳梗塞の経験がある方であれば、そもそも血管がつまりやすい体質ということです。**

こうした方は、再発を防ぐために、たいてい病院から「血液をサラサラにす

る常用薬」を処方されています。もし、その常用薬を飲まないで、しばらくじっと寝たままの生活が続いたら、どうなるかというと、やがて血液の粘度が高まって血管内に血の塊である血栓《けっせん》ができ、血管がつまってしまう「エコノミークラス症候群」のリスクが増します。

災害が多い昨今、緊急避難しなければならないこともあります。東日本大震災のときは、避難所に長期滞在した方のうち45・6％が、「深部静脈血栓症」という、「エコノミークラス症候群」を引き起こす症状を発症したとされます。このことは「震災関連死」として問題になっています。

避難先のように、薬が手に入らない状況下でエコノミークラス症候群を防ぐには、水分を一日に８００ミリリットル以上飲んで、30分に1回は体を動かすことです。

心配なのは、エコノミークラス症候群だけではありません。

**たとえば糖尿病の方は、薬がなければ、血糖値のコントロールが難しくなり**

**ます。**避難所では栄養バランスのいい食事など望めないし運動も難しいため、薬を服用できなくなって薬の効き目が切れてくると、血糖値が高くなりすぎたり、低くなりすぎたりすることが起こるでしょう。

この場合、危険なのは「低くなりすぎること」のほうです。ですから高くなることにはひとまず目をつぶって、血糖値が低くなりすぎないように、冷や汗をかいたら甘いものを摂る、などの対策を考えるより仕方ないでしょう。

**リウマチなどで服用するステロイド薬は、急にやめると痛みがひどくなります。**薬をやめる場合は、徐々に減らさないと体が対応できないのです。

ステロイドは、本来、人間が体内で産生しているホルモンです。しかし、薬で体にホルモンを補充することが習慣になっている人の体内では、「このホルモンは、つくらなくていい」と体が判断してホルモンをつくらなくなってしまっています。そうした状態で突然、薬を服用するのをやめると、体内のステロイドホルモンが急激に不足します。

すると、副腎《ふくじん》不全となって、ホルモンバランスが乱れ、倦怠感《けんたいかん》や冷や汗が出るなどして、ひどいときは命を脅かす状態になってしまいます。

**常用薬が切れると、ときに命にかかわりますから、親がどんな薬を飲んでいるのかを知っておくと安心です。そして、万が一、薬を受け取れなくなったときのために、多少の余裕をもって処方してもらっておくといいでしょう。**

以前は、医者によっては、種類を多く出しすぎていたり、別の病院で同じ薬を処方していたりすることがありました。

現在はそうしたことを防ぐよう、「お薬（おくすり）手帳」で情報を共有することになっていますが、それでも毎回違う薬局で処方してもらっていたり、親が病院に申告していなかったりすると、重複して何種類もの薬を飲んでいることがあります。親の飲んでいる薬を知っておけば、こうした間違いにも早めに対処できるでしょう。

### ◆親に処方されている薬を把握して、少し多めに持っておく。

## 入院時の保証人には、なっていいのか？

親が入院する際、病院に連れていったら、保証人になってくれと頼まれた。いくら親でも、はたして気安く保証人になってしまっていいのだろうか？

「保証人」と聞くと腰が引けてしまうのは、その言葉がいわゆる「連帯保証人」を連想させ、借金をした当人が返済できなくなり、多額の借金を背負わされ、怖い取り立て人がやってくるようなイメージがあるからでしょう。

病院の場合の「保証人」とは、治療費や入院費に適用されるものです。ですから親が治療費をきちんと支払っているかぎり、子どもが支払いを要求されることはありません。治療費の保証にかぎったことであり、使途がよくわからない借金を背負わされるものとは違います。

ところで、医療費は高額になると国から戻ってくる制度があります。

**つまり、どんなにかかっても1カ月に負担する費用には上限があるのです。**

たとえば、70歳未満の親の年収が1160万円以上なら約25万円+α、770万円以上なら17万円+α、370万円以上なら8万円+α、それ以下なら5万7600円、ほとんど収入なしなら3万5400円が上限です。

ただ、親が治療費や入院費を支払えなくなったときは、肩代わりする必要がありますので、誰が保証人になるか、家族間で相談しておいたほうがいいでしょう。病院や介護施設によっては、保証人が2人必要なところもあります。

その場合、兄妹姉妹がいれば問題なく決まるでしょうが、いない場合、急に保証人を探すのはなかなか難しいでしょう。

**NPO法人や社会福祉協議会が行なっている代理保証制度はありますが、高齢者の代理保証制度は、かなり高額で数十万円かかることもあります。**ですから、できればあらかじめ誰か適当な人に、「いざとなったらこうしよう」と、相談しておいたほうがいいのです。

## ◆入院時の保証人をあらかじめ決めておく。

# 親が手術をすることになったら、しておきたい準備

親が手術を受けることになったら、どんな対応や準備をしますか？

「そんなことを言われても、手術するのは医者の先生で、手術を受けるのは親。自分はただ、見守るしかないでしょう？」と、多くの人は思います。

**でも、何もしなかったがために、あとで後悔することは非常に多いのです。**

どういうことでしょうか？

医者は、つねに医療的な観点から最高の治療をしようとするものです。しかし、その治療が、当人の日常生活やメンタルに幸せをもたらすかどうかまでは、あまり考えません。

たとえば、認知症の薬を投与するケース。薬を飲めば認知症の進行が抑えられるので、医学的にはベストな選択です。しかし、副作用でイライラが生じ、家族と衝突することが増えてしまったら……？

気持ち的には「薬を使わないほうが幸せだった」ということもあり得ます。

手術の場合も同様です。その手術で余命が延びるとしても、それがほんのわずかな期間でしかなく、しかも、術後、大半の時間を寝て過ごさなければならないとしたら？　**手術したことで、親が楽しく活動的に過ごせるはずだった貴重な時間を奪うことになってしまうでしょう。それでもあなたは、医師に言われるままに手術を受けさせるでしょうか？**

どんな治療法にも、いい面もあれば悪い面もあります。

いい面とは、「痛みが取れる」「目が見えるようになる」「長生きできる可能性が高まる」などです。悪い面は、「合併症・副作用が起こる」「治療のための強い苦痛に耐えなければならない」「費用がかかる」などです。

後悔のない選択をするために、手術前には、あなたがカウンセラー役となり、その両面を当の親と一緒に考えてみましょう。紙に書き出せば比較しやすくなります。

## ◆治療の「いい面」と「悪い面」を書き出して納得いくまで検討する。

## がんの告知を受けて落ちこむ親に、子がしてあげられること

親ががんだと告知された。すでに親が70代、80代という年齢ならば、ある程度、親自身も〝覚悟〟しておかなければならないでしょう。

でも、年を取ったからといって、達観した仙人のように淡々と告知を受け入れられるわけではありません。自暴自棄になったり、うつになったりすることもあります。もし親がメンタル的にまいってしまったら、子はどのように接すればいいのでしょうか？

**病気の方を多く見てきて気づくのは、病気になって不幸になる人もいれば、病気になっても幸せな人がいる、ということです。**

その違いはどこにあるのか？

**それは、「もうダメだ」とネガティブにとらえるか、「まだ治る可能性はある」「あがいても仕方がないし、いま自分にできることをやっていこう」とポ**

**ジティブにとらえるかにあります。**

病気をネガティブにとらえる人は、軽い病であっても、治りが悪くなる傾向にあります。これはスピリチュアルな話でもなんでもありません。「プラセボ（偽薬）効果」といって、人間は悪く考えれば悪くなり、よく考えればよくなるのです。親が重篤《じゅうとく》な病気だと告知され、「もうダメかもしれない」と落ちこんでしまったときに、子のあなたまで一緒になって落ちこんでしまえば、ますます親のネガティブな傾向が強くなるだけです。

もしかしたら親は、あなたが気丈に明るくふるまったり、励ましたりしても、「お前は医者でもないし、お前が病気になったわけじゃないんだから、私の気持ちがわかるわけない」と、反発するかもしれません。

けれども、少しでも親が希望を見出せば、そこから病気が快方に向かう可能性はゼロではありません。あなたはなるべく明るくふるまい、親を悲しませないことが大切です。

## ◆親が病気になったとき、一緒になって落ちこまない。

## 点滴はタイミング次第で、親を苦しめることもある

「親が末期がんで、積極的な治療は受けないことにしたんです。でも、体調が悪そうなので、点滴ぐらいはしてもらったほうがいいでしょうか?」

勤め先の病院職員から、こんな相談を受けたことがあります。

痛みがひどいとき、あるいは脱水症状のとき、点滴をすると一般的にはラクになります。そうした知識がある病院職員なら、親の体がやせ細っていくのを見れば、「注射を打てば、よくなるのでは?」「点滴で栄養を入れればラクになるのでは?」と思ってしまうのも仕方ないでしょう。

**けれども、日本緩和医療学会による『終末期癌患者に対する輸液治療のガイドライン』でも、「自分で水分が摂れる状態」、つまり飲もうと思えば自力で水が飲める状態での点滴はすすめていません。**

痛みを取る鎮痛剤などの点滴以外の、**栄養や水分補給目的の点滴をする必要**

**はない**のです。なぜなら、自分で水分を摂れるけれども、それほど摂りたくないというのも、人間の自然な反応だからです。体が欲していない不必要な**水分を入れれば、体を重くだるくしてしまうだけです。**

本当に全身の状態が悪くて余命わずかな人に点滴をすると、体がむくみ、肺に水が溜まって、呼吸を苦しくさせてしまいます。末期がんでは、たとえ軽い治療でも、むしろ苦しみが増幅する可能性があるのです。

このような説明をすると、職員は、「自力で水が飲めるのに点滴をしてしまうと、むしろ苦しめてしまうんですね。聞いてよかったです」と言ってくれました。親のことを本当に一生懸命に考えている人でしたが、知識がないと選択を誤り、かえって親を苦しめてしまうこともあるな、と感じた出来事でした。

親が苦しまないよう、最低限の知識は持っていたいものです。

◆**末期がんでは、無理な医療行為を施さないほうが苦しめないですむ。**

## 両親のどちらかが亡くなったら、そっと、この気くばりを

両親のどちらかが先に亡くなったときには、残された親に対して、十分に気遣ってあげてください。

長年連れ添った配偶者を亡くせば、当然、深く落ちこむでしょう。

しかも高齢者は、いったん気持ちが深く落ちこむと、元の正常な精神状態に戻りにくく、そのまま、うつ病へと進んでしまうケースが多くあります。

高齢者のうつは、「年のせいで元気がないのだろう」などと見過ごされがちなこともあって、自殺リスクが高い傾向があります。70代や80代の自殺者数は、10代よりも多いのです。そして80歳以上の人はすべての年齢の中で2番めに自殺死亡率が高くなっています（警察庁生活安全局「平成30年中における自殺の状況」より）。

**男女とも、配偶者を亡くした寂しさを紛らすために、お酒に逃げるなどして**

**生活が荒れて、それで体を壊し病気になってしまうこともあります。**

また、家事は妻に任せきりで、いっさい自分ではやっていなかった夫が残された場合、その後の食事内容が偏ってしまうことは、大いに考えられます。

あなたが父親の食事をつくってあげられるならいいのですが、遠方に住んでいたら、そうもいきません。

ならば、栄養バランスがよさそうな弁当屋さんや惣菜屋さんを家の近くで探してあげるか、配食サービスを申しこんであげることが必要です。

**そして少なくとも半年間は、できれば毎週、子から連絡をしましょう。**

メールや手紙のほか、直接会いにいったり、電話で話したりして様子を見ておきたいものです。

好きだったものに興味がなくなる、外に出なくなるなど、あまりにも覇気がなくなり、うつ傾向が見られる場合は、心療内科などを受診する必要も考えなければなりません。

### ◆配偶者を亡くした親の「うつ」に気をつける。

## 安らかな最期を迎えるために、尊厳死を望むなら

考えたくはないでしょうが、誰の親でも、いずれは天に召される日がきます。そのときのことを想像したことがあるでしょうか?

海外では、「安楽死」が認められているところもあります。これについて、ときどきニュースなどで「尊厳死」と称していて驚くことがあります。「安楽死」と「尊厳死」は、まったく別のものです。混同してはいけません。

安楽死とは、積極的な死。がんの末期で強い痛みがあるなど、生きていること自体がつらい状態の場合にかぎり、薬を使って自ら死ぬ選択を許している国もあります。

**尊厳死とは、消極的な死です。人工呼吸器につないで点滴をすれば、多少は延命できるけれど、そうした延命治療を行なわないと決めることです。**

延命治療の「すべてを使わない」というのではなく、「点滴だけはする」などの選択もできます。

たとえば、あなたの親が何本ものチューブにつながれて、あとはもう死を待つだけになったとしましょう。当人は、「延命治療なんてしてほしくない」と言っている。そのとき、「この人工呼吸器を外してください」と家族が医師に頼めば、機器を取り外してくれるでしょうか?

現実的にはそれだけでは、医師はなかなか応じてくれないでしょう。

法律上は「もう治療不可能な状態」であり、「家族の同意」があれば、一度つけた人工呼吸器を外していいことにはなっています。ただ、外したとたんに絶命してしまうこともあり、あとで「まさか、こんなにすぐに亡くなるとは思っていなかった」「そんなつもりはなかった」などと、トラブルや訴訟になることもあって、病院側も対処が非常に難しいからです。

尊厳死（平穏死、自然死）を選びたい場合は、あらかじめ意思表示をするカードがあります。あるいは、日本尊厳死協会のLW（リビングウィル〈終末期医療における事前指示書〉）受容医師にかかると、尊厳死をきちんとしてくれます。

いずれにしろ「最期《さいご》はラクに……」という、あいまいな意思表示だけしかしていなければ、医師は決断できずに、点滴をどんどん入れて少しでも延命しようとする可能性もあります。

その結果、心臓マッサージを何度も行ない、何度も苦しい思いをしながら最期の瞬間を迎えることもあるわけです。

現時点では、尊厳死の同意書類をつくる方は、患者さんの3％前後にとどまっており、なりゆきに任せてしまう人がほとんどです。

**ですから、末期の場合はよく親と相談をし、医師ともよく話し合いながら、皆が最期の瞬間のイメージを共有して臨むことが大切でしょう。**

◆尊厳死を望むなら、リビングウィルをつくっておく。

おわりに

# ぜひ、本書をビリビリに破いて活用してください！

年を取ると目が悪くなるし、ものを考えるのも億劫になってくるものです。特に、もともと読書の習慣がない親に本を読ませるのは難しいものです。

ところが私の医院には、「平松先生の本を読んで、やってきたよ」「雑誌の記事を読んで訪ねてきました」という高齢者がかなりいらっしゃるのです。それも緑内障とか白内障の相談にいらした方ですから、目が弱くなっているのに、よくまあ読んでくださったなと驚きます。

いったい、どうして私の本を読むことになったのか尋ねてみると、たいていの高齢の患者さんは、こう答えるのです。

**「息子から平松先生の『緑内障の最新治療』という本をもらったんですよ。全部を読めたわけではないですがね、『ここを読むといい』と付箋を貼ってくれて……」**

**「娘から雑誌の切り抜きをもらったんですよ。それを読んできました」**

なるほど、全部を読むのでなく、必要な部分だけを読んでもらう。この方法なら、目が悪くなっている高齢者でも本や新聞を読んでくれるのです。

確かに、病気に対する正しい知識を親に知ってもらいたくて、「これを読んで」と分厚い本を一冊丸ごとポンと渡しても、面倒がってなかなか読んでくれないでしょう。

**でも、「ここが大切だよ」と指摘したものや切り抜きを渡せば、やはり親も気になるのです。**しかも専門家が書いたものであれば、真剣に治療を考えざるを得なくなるでしょう。これは非常に賢いやり方だと思いませんか？

もちろん、いくら付箋を貼っても、切り抜いても、親がすぐに読んでくれないことはあります。それでも、いつか気になって手に取ることがあるかもしれませんから、子は伝えるべきことをしっかり伝え、あとは親に任せておけばいいのです。

本書もそのように活用していただけたら、これほどうれしいことはありません。ぜひ、気になるページがあったら、どんどん切り抜いて親にあげてください！

平松　類

◎参考文献

Yoneyama T, et al : Oral care and pneumonia. Lancet 1999;354:515
Ross PD, et al : Vertebral fracture prevalence in women in Hiroshima compared to Caucasians or Japanese in the US. Int J Epidemiol 1995; 24 : 1171-1177
内田ら：高齢者の皮膚における温度感受性の部位差．日本家政学会誌　2007; 58(9):579-587
Roberts SB et al:Nutrition and aging: changes in the regulation of energy metabolism with aging.Physiol Rev 2006 :86(2):651-667.
丸山貴也：肺炎球菌ワクチンの種類と特徴．莢膜多糖体ワクチン 日内会誌　2015;104：2314-2323
植田 信策：東日本大震災被災地でのエコノミークラス症候群　静脈学 2012 ：23（4）：327-333

本書は、本文庫のために書き下ろされたものです。

平松 類（ひらまつ・るい）
眼科医／医学博士／昭和大学兼任講師

愛知県田原市生まれ、東京の多摩地区育ち。昭和大学医学部卒業。現在、二本松眼科病院、彩の国東大宮メディカルセンター、三友堂病院で眼科医として勤務。のべ10万人以上を診療してきた実績がある。多数の現場経験から導かれた、高齢者とのコミュニケーション・ノウハウや、高齢者特有の症状や悩みを改善するアドバイスは、絶大なる信頼を得ている。専門知識がなくてもわかりやすい解説が好評を博し、メディアにも多数出演。

著書にベストセラーとなった『老人の取扱説明書』『1日3分見るだけでぐんぐん目がよくなる！ガボール・アイ』『認知症の取扱説明書』（すべて、SBクリエイティブ）、『老眼のウソ』『その白内障手術、待った！』『改訂新版 緑内障の最新治療』（すべて、時事通信社）などがある。

知的生きかた文庫

親《おや》を寝《ね》たきり・要介護《ようかいご》にしない
たった6つのこと

著　者　平松《ひらまつ》　類《るい》
発行者　押鐘太陽
発行所　株式会社三笠書房
〒一〇二-〇〇七二　東京都千代田区飯田橋三-三-一
電話〇三-五二二六-五七三四〈営業部〉
〇三-五二二六-五七三一〈編集部〉
http://www.mikasashobo.co.jp
印刷　誠宏印刷
製本　若林製本工場

© Rui Hiramatsu, Printed in Japan

ISBN978-4-8379-8632-4 C0130

＊本書のコピー、スキャン、デジタル化等の無断複製は著作権法上での例外を除き禁じられています。本書を代行業者等の第三者に依頼してスキャンやデジタル化することは、たとえ個人や家庭内での利用であっても著作権法上認められておりません。
＊落丁・乱丁本は当社営業部宛にお送りください。お取替えいたします。
＊定価・発行日はカバーに表示してあります。

## 知的生きかた文庫

### やっかいな人から賢く自分を守る本
石原加受子

もっと楽しくしたいのに、なんでこうなるの!? あの人がやること全てにイライラ、争いたくないのに、争ってしまう……。そんな悩みを一気にスッキリ解決!

### 血流を改善するとたった1分で耳がよくなる!
今野清志

「え? 何?」「もう一回言って!」のストレスが消える! 薬を使わない治療法を確立し、3万人以上の治療をしてきた著者の独自のメソッド公開!

### ズボラでもラクラク! 超 効率勉強法 集中できる、覚えられる
椋木修三

昇進、テスト、資格、英語、受験、教養に! 「合格カウンセラー」「記憶の達人」「速読術のプロ」「三冠王のスゴ技! 参考書の選び方や問題集の解き方、勉強計画まで。

### ズボラでもラクラク! 薬に頼らず血糖値がぐんぐん下がる!
板倉弘重

4人に1人のリスク、糖尿病を防ぐ! 勝負は40代から。美味しく飲んで食べる「ズボラ・ライフ」でそんなリスクとも簡単にさよならできます。

### ズボラでもラクラク! 飲んでも食べても中性脂肪コレステロールがみるみる下がる!
板倉弘重

我慢も挫折もなし! うまいものを食べながら! 最高のお酒を味わいながら! 好きに飲んで食べたいズボラな人でも劇的に数値改善する方法盛りだくさんの一冊!

C50385

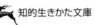